KB028277

요요를 속이는 기적의 다이어트법

요요를 속이는 기적의 다이어트법

첫 판 1쇄 발행 2024년 6월 10일

지은이 백정시
펴낸이 이향원
펴낸곳 소이연

등 록 제311-2008-000019호

전국총판 시간여행 070-4350-2269 팩스 0505-116-2269

ISBN 978-89-98913-20-5 03510

값 18,000원

한 달에 1kg씩
느리게 그리고 꾸준하게

요요를 속이는

기적의
다이어트법

백정시 지음

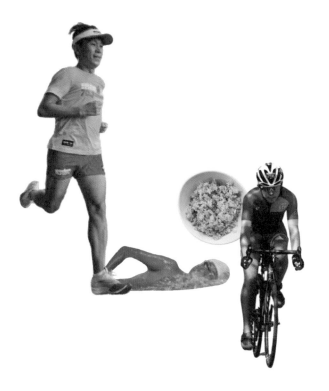

소이연

다이어트·치유·건강,
한 방에 끝내고 싶은 당신에게

"좋은 책을 쓰고 싶으면 자신이 먼저 그 책이 되어야 한다."

내가 이 책 《요요를 속이는 기적의 다이어트법》을 쓰기로 맘먹으면서 가장 먼저 떠올린 문장이다. 스타트업 취업 사이트인 엔젤리스트AngelList 공동창립자 나발 라비칸트Naval Ravikant가 한 말인데, 내겐 책을 함부로 쓰지 말라는 경고처럼 들렸다. 과연 나의 개인 다이어트 경험이 한 권의 책이 될 만한가. 책으로 써서 공유할 만큼의 가치가 있는가. 의문부호가 꼬리에 꼬리를 물었다.

'하지만'이란 부사에 홑따옴표를 치면서 나는 내 개인 다이어트 경험을 풀어놓아야겠다고 맘먹었다. 왜?

나는 83kg이나 나가는 과체중 때문에 여러 질병에 시달렸다. 무릎 관절염은 말할 것 없었거니와, 위궤양에다 우울감까지 찾아와 몸과 마음을 갉아먹었다. 나는 '다이어트'를 해야만 했다. 선택이 아니라 필수였다.

그런데 살기 위한 절박함에서 시작한 다이어트는 나를 배신하지 않았다. 하루하루 몸과 마음을 달라지게 하더니 급기야 나를 춤추게 했다. 무릎 관절이 더 이상 아픔을 호소하지 않았고, 달고 살던 위궤양도 말끔히 물러졌다. 우울감이 언제 그랬냐는 듯 휙 날아갔다. 나는 다이어트를 통해 3가지의 효과를 얻었다.

첫째, 18kg이나 감량했음에도 요요현상이 전혀 없다.

둘째, 여러 고질병이 씻은 듯이 나았다.

셋째, 운동과 절친처럼 지낸다.

이렇게 되자 내 주변에서부터 뜨거운 반응을 보였다. "어떻게 요요도 없이 고질병을 고치고 운동과 절친처럼 지낼 수 있는가." 나는 다이어트를 해 본 사람이라면 으레 갖는 이 궁금증을 해소할 수 있는 나만의 다이어트 방법을 가까운 사람들과 공유하기 시작했다. 그러다 이왕 다이어트 전도사 역할을 할 바엔 더 많은 대중과 공유하면 어떨까 하는 생각이 들었고, 그래서 책을 쓰기로 했다.

나는 내가 한 다이어트를 '요요를 속이는 기적의 다이어트법'이라고 이름 지었다. 다이어트의 가장 큰 적이 뭔가. 그렇다. 요요현상. 죽을힘을 다해 속성으로 살을 뺐지만 조금만 방심하면 찾아오는 요요. 요요는 방심을 먹고 사는 괴물이다.

그렇다면 이 요요도 발붙이지 못하도록 하려면 어떻게 해야 할까. 방법은 간단하다. 조금씩 조금씩 긴 기간 동안 감량하면 된다. 의식하지 못할 만큼의 작은 양의 감량은 몸이 스스로의 변화를 전혀 눈치채지 못한다. 이렇게 되면 몸이 원래대로 돌아가는, 즉 요요현상을 모른다. 느리더라도 멈추지 않아야 효과가 있다.

나는 18개월 동안 18kg을 감량했다. 이걸 굳이 숫자로 환산해보면 얼마나 작은 감량인지 실감할 수 있다. 1개월에 1kg이므로 하루 33g이 된다. 300g도 아니고 33g이다. 이걸 몸이 느끼겠는가. 요요를 막는 비결이 바로 여기에 있다.

나는 순전히 이런 내 경험과 논리에 기반해 이 책을 썼다. 때로는 책이나 논문 등 다양한 자료들의 도움을 받긴 했지만 대부분 개인의 경험과 끈질긴 성찰의 결과물이다. 운동 방법이나 기술이 실제 이론과 다를 수 있다. 그래서 일반화하기엔 한계가 있을 수 있다. 하지만 이건 순전히 내 경험의 결과물이어서 소중하다.

어떤 의사가 색안경을 끼고 말했다. 달리기를 하고 마라톤 풀코스를 뛰는 사람은 건강하게 살아남은 자들일 뿐이다. 무릎이 다 나간 사람들은 이미 떨어져 나갔다. 과연 그럴까.

나를 보라. 내가 그 증거 아닌가. 나는 다이어트를 하기 전까지 만성 무릎 통증에 시달렸다. 산에 갔다가 무릎이 깨질 듯이 아파 주위의 도움을 받아 기다시피 내려왔다. 나는 충격을 받았고, 체중을 감량했다. 몸이 가벼워지니 달릴 수 있게 되었다.

나는 이 책을 통해 의사들의 이런 편향성을 바로잡고 싶다. 색안경 낀 의사들이 색안경을 벗고 몸을 치유하고 달리기하는 살아 있는 사람들을 보면서 고정관념에 유연성을 가졌으면 좋겠다는 작은 바람을 가져본다.

다이어트에는 정답이 없다. 다만 내게 맞는 방법이 있을 뿐이다. 나의 '요요를 속이는 기적의 다이어트법'도 의사들이 권하는 다이어트법도 다 참고 사항일 뿐이다.

달리기와 모든 운동에서 어릴 때부터 꼴찌만 했기에 운동 DNA가 없다고 생각하던 나는 지금 운동 전도사이다. 다이어트와 운동을 하면서 나는 걷기, 달리기, 수영과 사이클이 얼마나 좋은 운동인지 깨달았다. 또 다이어트를 통해 기른 지구력은 나의 도전정신을 북돋웠고, 철인3종 경기를 취미로 갖게 했다. 첫 10km 달리기 대회와 철인대회 완주의 기쁨의 눈물은 아직도 내 마음 깊은 곳에 추억으로 간직돼 있다.

중국 격언에 "한 개의 일, 하나의 인생은 극한으로 전념하면 위대한 결과가 나온다"라는 말이 있다.

사람이 살다 보면 집중이나 전념하는 힘을 잊기 쉽다. 집중하면 더 빨리 더 쉽게 달성하는 걸 알면서도 한 달 아니 한 주도 지속하여 집중하기가 쉽지 않은 것이 현실이다. 극도로 집중하려면 미치지 않으면 안 된다. 하지만 미치는 것도 쉽지 않다.

나는 깨달았다. 극도로 집중하려고 미치기보다 미치니까 극도로 집중하게 되었다는 사실을. 열정은 당연히 따라왔다.

이 책을 통해 나는 주저하고 있는 당신에게 강한 동기부여를 하고 싶다. 다이어트의 효과를 높여주는 친구 같은 걷기, 달리기, 수영, 사이클을 정확하고 이쁜 자세로 부상 없이 할 수 있는 요령을 알려 주고 싶다.

철인3종 경기에 참가하면서 하나에 전념하면 위대한 결과가 나온다는 맛을 보았기에 나는 심장이 두근두근 뛰게 할 또 다른 무엇을 계속 찾고 싶다. 아직 젊으니까. 300g 남짓한 심장이 설렘으로 두근두근 뛸 때 온몸을 뒤흔든다. 참을 수 없는 설렘으로 심장 뛰는 순간들을 계속 느끼며 살고 싶다. 다이어트·치유·건강, 한 방에 끝내고 싶은 당신과 함께.

2024년 6월

백정시

차례

3장
운동 다이어트 : 운동으로 완성하라

4장

철인3종 : 누구나 할 수 있다

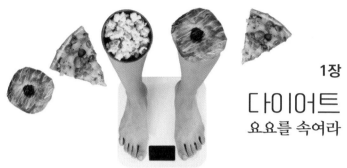

1장

다이어트
요요를 속여라

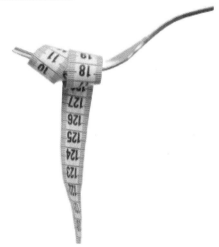

무릎 통증에 무릎 꿇은 자존감

연말이 되면 새해 목표를 세운다. 꼭 빠지지 않고 첫손가락에 꼽는 게 있다. 다이어트. 날씬한 몸매나 건강 등 이유도 제각각이지만, 아무튼 다이어트는 이 땅에 사는 모든 사람의 관심사라 해도 크게 지나치지 않을 듯싶다.

나는 건강 때문에 다이어트를 시작했다. 회사 생활을 시작하면서 몸이 불더니 몸무게가 80kg 가까이 나갔다. 1998년 무렵이었다. 그때 나는 첫 직장인 LG화학에서 리튬이온 배터리 생산관리 업무를 담당했었다. 국내 최초로 리튬이온 배터리를 생산하던 터라 불량률도 64.5%나 달했다. 나는 충·방전해서 배터리에 생명을 불어넣는 뒷공정을 관리했는데, 이미 앞공정에서 불량이 난 상태라 뒷공정에서 아무리 잘해도 세 개 중 두 개는 버려야 했다. 스트레스가 이만저만이 아니었다. 이 뒷공정 불량률을 보고 있노라면 세상이 막막했다. 내가 살아갈 미래가 없는 거 같았다. 사회 초년생이라 그 절망감이 더 컸으리라. 결국 나는 재미를 느끼지 못해 회사를 그만두었다.

그러고 나는 중국으로 유학을 떠났다. 중국을 유학지로 선택한 건 무한 잠재력의 중국 시장에 도전하고 싶어서였다. 전공도 대학 때의 '고분자공학'에서 벗어날 작정이었다. 일단 중국으로 건너간 나는 중국어를 공부하고 중국 친구들도 사귀며 대학원 진학을 준비했다. 2003년 9월, 나는 노력 반 운 반으로 '중국인민대학교' 대학원에 입학했다. 전공은 '국제무역학'이었다.

벌어 둔 돈이 많지 않았다. 가난한 유학생의 최고 생존전략은 '생활비 절약'이었다. 주로 대학 식당에서 중국 친구들과 중국식 식당 밥을 먹었다. 학교 식당 밥값은 보통 6위안720원인데, 채소 반찬 위주로 먹으면 3위안360원이면 한 끼를 해결할 수 있었다. 많은 한국인 유학생은 학교 식당 밥이 맛이 없다며 거의 먹지 않았다. 나는 달랐다. '중국 체질'인가 싶을 만큼 너무 맛있었다. 절제 없이 많이 먹었다. 학교 밖 학과 모임이 있으면 더 많이 먹었다. 이 지칠 줄 모르는 식욕은 순식간에 내 체중을 83kg을 넘어 84kg을 목전에 두게 하였다.

이렇게 대학원 생활에 적응할 무렵, 나는 장가계에 놀러 갔다. 알다시피 장가계는 자연경관이 빼어나 우리나라 사람들이 가장 많이 찾는 중국 명소 중 하나이다. 처음 마주한 장가계는 지리산과 많이 닮아 있었다. 깨끗한 계곡물이 흐르고 단풍이 이쁘고 산세도 그렇게 험해 보이지 않았다. 정상이 높아 보이지 않아서인지 단숨에 올라갈 수 있었다. 절경과 중턱 호수를 만나는 기쁨도 있었다.

나는 정상에서 땀을 식히며 조금 쉬었다가 곧바로 내려오기 위해 일어섰다. 발길을 옮겼다. 그런데 이게 웬일인가. 올라올 때는 멀쩡하던 왼쪽 무릎이 깨질 듯 아팠다. 더 이상 걸을 수가 없었다. 자존심 다 구겨가며 하는 수 없이 가마를 타고 하산해야만 했다. 정말 부끄러웠다.

그때만 해도 나는 그 이유를 알지 못했다. 무릎에 고장이 난 정도로 여겼다. 배드민턴과 같은 불규칙적으로 무릎에 충격이 오는 '좌우 비대칭 운동'을 하면 꼭 무릎이 아파서 참으면서 쉬엄쉬엄 해야 했다.

할아버지와 아버지는 건강 체질이셨다. 어릴 때부터 생계를 위해 땔나무를 하러 다니셨고 농사도 지으셨다. 아버지는 지금 여든 살인 데도 동년배와 비교하면 건강하게 잘 지내고 계신다. 그런데 나는 왜 무릎이 아플까?

나는 더 이상 산을 가기가 두려웠다. 배드민턴도 할 수가 없었다. 무릎에 충격 가는 운동을 하면 통증이 악화하고, 쉬면 괜찮아지고…. 건강에 자신감이 사라졌다. 하지만 이유는 여전히 오리무중이었다.

그때 나는 퇴행성 관절염이 가장 많이 발생하는 부위가 무릎 관절이란 걸 알았다. 혹시 관절염이 아닐까 싶는 생각이 불현듯 들었다. 그래도 나는 병원에 가지 않았다. 오르막과 내리막이 아닌 가까운 거리의 평지는 그럭저럭 걸어 다닐 수 있었기 때문이었다. 더욱이 인터넷에서 찾아보니 퇴행성 관절염과는 내 증상이 조금 다른 것 같았다. 퇴행성 관절염은 심해지면 잠들기 전에 아프기도 하고, 더 심하면 자다가 아파서 깰 수도 있다고 했다. 나는 그 정도는 아니었다. 시간이 지나면 괜찮아질 걸로 생각하다 시간이 흘렀고, 그렇게 모든 운동과 담을 쌓게 되었다.

2005년 7월, 나는 인민대학교 대학원을 졸업했다. 2003년 9월에 입학했으니 2년 만이었다. 사실 성격이 낙천적이라 미래에 대해 크게 걱정하지 않고 대학원 생활을 즐겼다. 그런데 졸업 두 달 전인 2005년 5월, 삼성전자에서 '한국에서 대학 졸업하고 중국에서 대학원 졸업 예정'인 학생을 채용한다는 공고가 떴다. 나는 얼른 원서를 냈다. 북경에서 중국어로 된 SSAT 시험을 봤다. 모든 사고를 중국어로 해야 해서인지 에너지 소모가 너무 컸다. 시험을 마치고 나니 머리가 핑 돌고 어지러웠다. 이어서 면접을 보았다. 7대1 면접이었다. 나의 과거가 완전히 탈탈 털리는 느낌이 들었다. 결과는 모두 합격.

나는 그해 6월 말에 한국으로 돌아왔다. 운 좋게 삼성전자에 경력직으로 입사하여 7월 1일부터 일하게 되었다. 한국에 돌아와서도 나는 운동과는 담을 쌓고 지냈다. 살이 쪄서 얼굴이 부어 있었기 때문에 인상은 좋아 보였다. 회사 생활이 바쁘다는 핑계로 일하는 것 말고 어떤 것도 하지 않으면서 시간은 계속 흘러갔다. 업무적 스트레스로 위궤양도 생겼다. 작은 평수의 아파트도 사고, 작은 차도 생겼다. 차가 생기니 더욱더 움직이지 않아 통통한 돼지가 되어 갔다.

친구여, 고맙다!

삼성전자에 입사한 지 거의 10년이 지났을 무렵인 2015년 5월, 고향 친구에게서 연락이 왔다. 북한산을 함께 가자는 거였다. 나는 그러자고 했다. 하지만 솔직히 속으로 조금은 걱정이 되긴 했다. 무릎 통증 때문이었다. 하지만 어쩌랴. 이미 대답하지 않았던가. 나는 무릎 보호대부터 먼저 샀다.

나는 무릎 보호대를 하고서 친구와 함께 북한산을 올랐다. 정상인 백운대836m에서 기념샷을 찍은 후 하산을 시작했다. 그런데 이게 웬일인가. 왼쪽 무릎이 아프기 시작했다. 내리 딛는 발걸음마다 통증이 점점 심해지더니, 급기야 더 이상 내려갈 수 없을 지경이 되었다. 하는 수 없이 친구의 부축을 받아 내려와야 했다.

그때 마흔세 살인 내 몸무게는 82kg이었다. 대학 4학년 때는 68kg의 경량의 몸이 아니었던가. 아마도 나는 그 시절을 상상하며 산을 탔을 거고, 그때보다 14kg이나 더 무거운 무게가 무릎을 억눌렀을 테다. 무릎이 아프지 않은 게 오히려 이상할 정도였으리라.

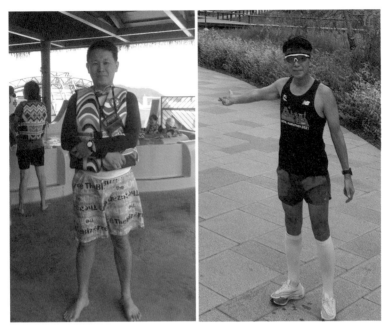

다이어트하기 전과 후의 필자 모습.

　무릇 통증 앞에서 나는 문득 이러다가 젊은(?) 나이에 인생 끝나겠다는 위기감이 몰려왔다. 하지만 정형외과에 가고 싶지는 않았다. 의사의 치료가 뻔할 걸로 보였기 때문이다. 수술합시다. 수술 치료에 달인인 의사가 자기 전문 분야로 가이드할 게 분명했다. 수술하면 금방 괜찮아질 거라면서. 나는 사람 몸은 칼을 대면 이미 이전의 자기 몸으로 돌아가기 힘들다고 믿고 있었다.

　내가 병원 치료를 마다하는 데는 천천히 걸으면 아프지 않았기 때문이기도 했다. 여전히 심각성을 제대로 깨닫지 못했던 거다. 그러면서 6개월이 흘렀다. 그 사이 몸무게는 또 1kg이 불어

83kg이 되었다. 무릎 통증이 움직임을 줄였기 때문이다. 생활이 점점 재미가 없어지고, 우울증까지 생겼다. 이러다가 정말 인생 망가지겠다는 위기감이 크게 들었다.

나는 인터넷을 뒤졌다. 체중 부하를 감당하는 무릎 관절에 비만은 치명적이라고 했다. 무릎 퇴행성 관절염의 진행을 지연시키는 데는 체중 감량이 절대적으로 도움이 된단다. 체중의 5%만 감량해도 증상의 정도가 50% 이상 줄어든다는 연구 결과가 있을 정도였다.

이제 뭘 망설이겠는가. 북한산에 함께 간 친구의 다람쥐처럼 산을 오르내리는 모습이 무척 부럽지 않았던가. 나도 그렇게 되고 싶다. 그렇다면 이제 할 일이 분명해졌다. 살을 빼는 거였다. 다이어트, 다이어트, 다이어트. 현실의 비만과 통증은 보이지 않는 미래에 대한 다이어트 욕구를 부르는 법이다.

다이어트를 하겠다고 맘먹고 그 방법을 찾아보니, 종류가 엄청나게 다양했다. 일정 시간 공복 상태를 유지하는 간헐적 단식, 일주일에 한 번은 먹고 싶은 음식을 마음껏 먹는 치팅데이, 다이어트 계획을 선포하고 과정을 알려 주는 소셜 다이어트, 집에서 운동하는 홈트, 먹토, 다이어트 보조제 복용 ….

2023년 11월, 미국 제약사 일라이릴리의 비만약 '젭바운드'가 미국에서 시판을 허가받았다는 기사가 났다. 2022년 당뇨약으로 허가받은 '마운자로'와 같은 성분인데, 비만 치료의 패러다임을 바꿀 것이라며 호들갑을 떨었다. 한 달 투여 약값은 1,060달러(한화 약 139만 원)로 정했다. 이 약은 비싸지만 체중 감량 효과는 있을

거 같았다. 하지만 단기간에 체중 감량이 될 가능성이 커 요요현상이 우려되고, 그래서 약 복용을 계속해야 하는 게 아닌가 하는 느낌을 받았다.

그렇다면 어떻게 요요를 속이며 다이어트할 수 있을까가 큰 문제였다. 결국 나는 내 몸에 가장 효과적인 다이어트 방법은 나만의 다이어트이야 한다는 결론을 내렸다. 이때 내가 세운 논리는 이런 거였다. 1년 이상의 긴 시간 동안 여유를 가지고 다이어트를 한다. 천천히 감량하면 몸이 다이어트하는 걸 모르니 요요현상도 없을 거다. 좋은 식습관이 자리 잡고, 체중 감량이 완성될 때까지 시간이 지나면 자연적으로 끈기가 몸에 배어 지구력이 좋아진다. 운동 다이어트를 겸하면 관절이 튼튼해져서 건강하게 장수할 수 있다.

좋다. 이제 결심이 섰으니 시작해 보자. 몸이 가벼우면 무엇이든 해낼 수 있을 거 같았다. 나 자신을 믿어보자. 나를 믿는 것도 유능함이다!

'한 달에 1kg씩' 느리게 그리고 꾸준하게!

"생각하는 대로 살지 않으면 사는 대로 생각하게 된다."

– 폴 부르제

북한산을 함께 갔던 고향 친구에게서 다이어트의 강한 동기부여를 받은 나는 폴 부르제의 말처럼 내가 생각하는 대로 살기로 맘먹었다. 그동안 사는 대로 생각하다 이 지경이 되지 않았던가.

2015년 11월, 다이어트를 시작했다. 일단 목표를 세웠다. 65kg. 많은 세계기록 보유 수영선수나 마라톤 선수는 키에서 110을 뺀 숫자가 본인 몸무게가 되는 경우가 많았다. 나의 키 177cm에서 110을 빼면 67kg이 되는데, 이왕 하는 거 2kg을 더 감량하여 안정적으로 다이어트를 완성하고 싶었다. 그래서 감량 목표를 65kg로 잡았다.

그렇다면 기간은? 83kg에서 65kg이 되려면 18kg를 빼야 하므로, 한 달에 1kg씩 감량하여 18개월 동안 한다. 1개월에 1kg 감량이므로 하루 33g. 300g도 아니고 33g 정도다. 이 정도면 요요도 모를 것 같았다. 요요도 모르게 하려면 최대한 느리게 그리고 꾸준히 하는 것이 상책이기 때문에 이렇게 정했다.

　나는 첫 3개월 동안 습관 들이기에 집중했다. 우리가 어떤 행동을 할 때 초기에는 의식적인 노력이 필요하지만, 습관으로 익숙해지면 의식하지 않아도 저절로 행동하게 된다. 이 3개월의 습관 들이기는 이런 의미에서 정한 규칙이었다.

　습관은 상당한 노력과 집중을 요구한다. 몇 번 반복하면 조금 더 쉬워지지만 여전히 의식적으로 신경을 써야 한다. 익숙할 수준으로 반복하면 습관은 의식적이라기보다는 저절로 일어난다. 습관이 저절로 일어나는 '습관 한계선'을 넘어가면 행동은 의식 없이 스스로 조절하면서 그 습관이 자동화한다. 습관이 자동으로 일어나는 이 '자동화 단계'는 그 행동이 무의식에 새겨질 때 일어난다.

　《아주 작은 습관의 힘》의 저자 제임스 클리어는 습관은 시간이 아니라 횟수에 기반하여 만들어진다고 했다. 새로운 환경에서 새로운 습관을 만들기는 쉽다. 과거의 신호들과 맞서 싸우지 않아도 되기 때문에 새로운 장소나 새로운 환경은 새로운 습관이 바로 안착하게끔 하는 좋은 매개체가 된다.

　성공의 길은 직선이 아니라 곡선이다. 한 단계 한 단계마다 아무리 작은 일도 큰일처럼 여기고 열정과 정성을 다한다면 위대한 결과를 낳을 수 있다. 위대한 결과는 사소한 과정에서 시작하고 이 과정을 꾸준함인 습관으로 끝까지 밀고 가야 위대한 절경을 만날 수 있다.

영국 시인 존 드라이든이 설파하지 않았던가. "처음에는 우리가 습관을 만들지만, 그다음에는 습관이 우리를 만든다."

뒤에서 밝히겠지만, 나는 먼저 계획한 식단 그대로 식사했다. 식사 조절과 함께 수영을 하긴 했지만, 운동으로서의 수영이라기보다 말 그대로 '자유' 수영을 했다. 자유형으로 한 바퀴 돌며 수영하는 척하고는 옆 사람과 수다 떠는 식의 시간 때우기였다.

식사 조절을 하면 살이 빠지는데, 이때 걷기를 시작하면 된다. 나는 83kg에서 5kg를 빼고서 78kg부터 걷기 운동을 본격적으로 시작했다. 운동 다이어트인 수영과 걷기를 처음에는 느린 속도로 하다가 시간이 지나감에 따라 강도를 조금씩 올렸다. 처음부터 운동 강도가 너무 높거나 목표가 과하면 쉽게 포기하게 되고 재미도 없어지게 된다. 반드시 충분히 달성할 수 있는 수준에서 시작하고, 여유를 가지고 천천히 수준을 높여 가면 된다.

기적을 만들려면 계획표를 짜라

나는 살을 빼는 것도 무릎 통증 유무에 따라 방법을 달리할 수밖에 없었다. 목표나 방법, 기간이 다를 수 있다는 얘기다.

'다이어트 계획표'는 나의 다이어트 경험을 바탕으로 하여 식단과 수영, 자전거, 빠르게 걷기의 칼로리 소모 등을 측정하여 만들었다.

31쪽 표를 보면 알 수 있듯이 무릎 통증이 있는 사람이라면 첫 5개월은 수영이나 자전거 타기를 하는 것이 좋다. 무릎에 부하가 걸리지 않아야 하기 때문인데, 수영이 가장 이상적인 운동이다. 수영을 할 수 없는 사람은 자전거 타기도 괜찮다.

가령, 나처럼 무릎 통증이 있는 사람이 18kg의 체중을 감량하려고 하면, 5개월 동안 식단 다이어트와 수영 또는 자전거를 탄다. 수영으로 무릎 주변에 근육을 만들고 그다음 6개월째부터는 빠르게 걷기를 하면 된다.

빠르게 걷기란 보통 걷기가 15분/km인 사람이 12분/km 이하로 시작하다가 점점 10분/km이하로 걷고, 12분/km인 사람은

10분/km 이하 페이스로 걷는 것을 말한다.

감량을 짧은 기간에 하려면 다이어트 뒷구간에 31쪽 표처럼 조깅을 추가하는데, 조깅은 일주일에 10km 거리를 2번 하면 된다. 거리가 7km라면 3번을 해야 한다. 조깅 속도는 6분/km 내외 페이스로 하면 무난하다.

유산소 운동은 15분이 지나야 체지방 분해가 시작하고 최소 30분 이상 지속해야 체지방 분해 효과가 커진다. 조깅을 하더라도 최소 30분은 달려야 효과가 커진다.

표 '천천히 감량하기'에서 '빠르게 걷기' 하는 구간은 식단 다이어트에 신경 쓰지 않아도 된다. 단, 과식은 안 된다. 혹시라도 과식했다면 운동량을 그만큼 더 늘어야 하므로 주의해야 한다. 운동량을 늘린다는 의미는 하루 만 보 빠르게 걷기를 한다면 만 칠천 보로 7천 보를 늘려야 한다. 빠르게 7천 보는 약 300kcal를 추가로 소모한다.

다이어트 초반에는 '식단 다이어트'가 중요하다.

다이어트 중반에는 '빠르게 만 보 걷기'가 중요하다.

다이어트 후반에는 '빠르게 만 오천 보 걷기'가 중요하다.

다이어트 초반에서 후반으로 갈수록 걷기 근육이 발달하고 걷기 속도가 점점 빨라진다. 다이어트하면서 걸어보면 하루 만 오천 보가 부담되지 않음을 알게 된다.

요즘 걷기만 하면 돈이 쌓이는 마케팅이 유행이다. '토스'의 만보 걷기, '우리은행'의 만 보 걷기 11% 적금, '모니모'의 오천 보걷고 젤리 받기 등 많은 앱이 걷기의 동기를 부여한다. 이런 소소

한 동기부여까지 받으면 31쪽 표의 만 보 걷기는 쉽고 꾸준히 할 수 있다.

체중 감량 목표치를 소요 기간에 따라 '천천히 감량하기', '보통 감량하기', '빠르게 감량하기'로 나눌 수 있다. 추천하는 방법은 '천천히 감량하기'나 '보통 감량하기'이다. 10개월로 완성하는 '빠르게 감량하기'는 끝까지 밀고 가는 '지구력'을 배양하기가 '천천히 감량하기' 18개월과 '보통 감량하기' 12개월보다 떨어지기 때문이다.

지구력이라는 단어는 굉장히 강한 힘을 가진다. 정신력의 기초 근력이 된다. 그리고 지구력이 강하면 고통을 인내하지 않아도 된다. 운동을 하든 다른 일을 하든 지구력은 꾸준히 하는 힘이 되어 인생을 살아가는데 밑거름이 된다.

'천천히 감량하기'로 18kg를 감량하지 않고 10kg만 감량하고자 하는 경우는, 첫 5개월과 두 번째 5개월만 하면 된다. 그리고 '보통 감량하기'와 '빠르게 감량하기'를 하면 좋은 점이 있다.

조깅하는 뒷구간에는 식단 다이어트를 할 필요가 없다. 조깅한 후에 식사를 조금 많이 했다고 하더라도 절대 체중이 바로 늘지 않는다. 이것이 조깅이 가지는 매력이다.

빠르게 걷기로 이미 단련되어 있으므로 1~2km의 짧은 거리 조깅은 편하게 할 수 있다. 10km를 한 번에 하기가 힘들다면, 매주 1km씩 늘려 나가는 것도 좋은 방법이다. 도저히 조깅 실력이 빨리 늘지 않는다면 걷뛰걷다가 뛰다가를 해도 괜찮다. 다만 목표한 거리를 반드시 채우는 것을 잊지 말아야 한다.

[표 1-1] 천천히 감량하기(18개월에 18kg 감량)

♤ 식단, 보통 걷기, 빠르게 걷기(수영 또는 자전거는 무릎 통증 있는 경우만 추가)

체중 감량 목표	-5kg 첫 5개월 (1~5월)	-5kg 5개월 (6~10월)	-8kg 8개월 (11~18월)	소요 기간
18kg (무릎 통증 O)	· 식단 다이어트(메현미 또는 샌드위치) · 수영(또는 자전거) · 보통걷기(오천보 이내)	· 과식 금지 · 빠르게걷기 (만보~만오천보)	· 과식 금지 · 빠르게걷기 (만오천~이만보)	18개월
18kg (무릎 통증 X)	· 식단 다이어트(메현미 또는 샌드위치) · 보통걷기(오천보~만보)	· 과식 금지 · 빠르게걷기 (만보~만오천보)	· 과식 금지 · 빠르게걷기 (만오천~이만보)	18개월

[표 1-2] 보통 감량하기(12개월에 18kg 감량)

♤ 식단, 보통 걷기, 빠르게 걷기, 조깅

체중 감량 목표	-5kg 첫 5개월 (1~5월)	-3kg 2개월 (6~7월)	-10kg 5개월 (8~12월)	소요 기간
18kg (무릎 통증 X)	· 식단 다이어트(메현미 또는 샌드위치) · 보통걷기(오천보~ 만보)	· 식단 다이어트(메현미 또는 샌드위치) · 빠르게걷기 (만오천보~이만보)	· 빠르게걷기 (만오천보) · 조깅(10km, 주2회)	12개월

[표 1-3] 빠르게 감량하기(10개월에 18kg 감량)

♤ 식단, 빠르게 걷기, 조깅

체중 감량 목표	-6kg 4개월	-12kg 6개월	소요기간
18kg (무릎 통증 X)	· 식단 다이어트(메현미 또는 샌드위치) · 빠르게걷기(만오천보~이만보)	· 빠르게걷기 (만오천보) · 조깅(10km, 주2회)	10개월

다이어트 달력을 작성하라

성공 다이어트를 부르려면 확인, 확인, 확인하는 습관이 중요하다. 관성적으로 다이어트를 하다 보면 어느 순간 다이어트를 왜 하는지, 지금까지 어떻게 해왔는지를 잊기 쉽다. 이 경우 긴장은 느슨해지고, 결국 작심삼일로 가는 지름길에 들어서고 만다. 그래서 나는 늘 목표를 확인하기 위해 다이어트 달력을 작성하라고 권한다. 다이어트 달력 작성 방법은 간단하다. 다이어트 달력이라고 해서 복잡하고 적을 것이 많으면 시작하기 전부터 부담이 된다. 목표, 각오, 질병 그리고 매월 가장 적게 나갈 때의 몸무게와 적고 싶은 기록만 적으면 끝이다.

목표와 각오를 적는 이유는 간절함의 표출이다. 얼마 동안에 몇 kg 감량할지를 명확히 하고 다짐과 각오를 기록하면서 자기와 약속한다. 그리고 다짐한다. '꼭 해 내리라고!' 날씬한 몸을 상상하고 미리 즐거워하면, 도파민이 분비되고 미리 행복해진다.

다이어트 달력을 매일 작성할 필요는 없다. 대신 몸무게, 걷기 보수 기록 등이 갱신될 때 업데이트하면 된다.

[다이어트 달력 작성 방법]

1. 맨 첫 줄은 목표와 각오를 적는다. 목표와 각오 위에 다이어트 시작하고 끝나는 연도와 월을 기록한다.

2. 몸무게는 해당 월에 가장 적게 나갈 때의 몸무게를 적으면 된다.

3. 몸에 이상이 있는 질병을 기록해 둔다. 어느 순간 사라지는 놀라운 경험을 할 것이다.

4. 운동 기록은 '최초'와 '기록 경신'을 할 때 한다. 일상적인 내용을 적어도 된다.

* 필자가 작성한 다이어트 달력 예

When	kg	다이어트 내용 / 운동 기록
목표 18개월	18	· 2015년 11월 ~ 2017년 5월 · 3개월만 의식적으로 다이어트 습관을 만든다! 멈추지 않고 끝까지 해낸다!
1998년	68	· 대학교 4학년
2004년	84	· 중국 장가계 하산할 때 무릎 통증(만성 무릎 관절염)으로 가마 타고 내려옴. · 배드민턴 할 때 무릎 통증 느낌.
2015년 5월	82	· 북한산 등산 후 하산할 때 무릎 통증으로 부축해서 내려옴(무릎보호대 착용). 위궤양
11월	83	· 다이어트 시작(식단 조절+수영)
12월	82	· 자유형 25m 왕복 1회 가능

When	kg	다이어트 내용 / 운동 기록
2016년 1월	81	
2월	80	
3월	79	
4월	78	· 다이어트 강화(식단 조절+수영+걷기 5천보)
5월	77	
6월	76	· 하루 3만 보 걷기(6월 28일) 하루 2만 보 걷기(6월 7일)
7월	75	· 하루 5만 보 걷기(7월 11일) 하루 4만 보 걷기(7월 2일)
8월	74	
9월	73	· 72.7kg(6일)
10월	72	· 71.8kg(20일)
11월	71	· 자유형 25m 왕복 90회(29일), 80회(24일), 70회(22일), 60회(17일), 50회(10일)
12월	70	
2017년 1월	69	· 자유형 25m 왕복 80회(12일), 50회(10일), 40회(4일), 30회(3일)
2월	68	
3월	67	· 접영 25m 왕복 12회(7일)
4월	66	· 66.3kg(27일)
5월	65	· 다이어트 완성. 만성 무릎 관절염 완전 치료. 하루 6만 보 걷기(1일)

* 223쪽 '부록'의 '다이어트 달력'을 잘라서 사용하면 된다.

이제 당신이 날씬해질 차례입니다

말이 쉬워 18kg이지 실제 18kg은 엄청나게 무거운 무게다. 어릴 때 어머니는 내게 백설탕 심부름을 자주 시키셨다. 그 백설탕 한 봉지 무게가 3kg짜리였다. 지금도 기억이 생생할 만큼 3kg의 무게는 엄청났다. 설탕 봉지를 한쪽으로 들고 오다가 팔이 아프면 다른 쪽 팔로 들었다. 어린 탓도 있었겠지만 낑낑거렸을 만큼 무거웠다.

18kg이면 3kg짜리 백설탕 6개 무게다. 3kg 설탕 6봉지를 두 팔로 30분만 들고 돌아다니라고 하면 가능할까. 사실 지금도 18kg 무게를 어깨에 짊어지고 딱 한 시간만 걸으라고 하면 못한다고 손사래부터 칠 게다.

그 무거운 백설탕 6개를 다이어트로 몸에서 덜어냈다고 생각해 보라. "와우!" 감탄이 절로 나올 수밖에 없다. 이걸 해낸 나 자신이 대견스럽다. 고질병인 만성 무릎 통증이 씻은 듯 싹 사라지고 하늘을 날 것 같이 몸이 가볍다. 이제 뭐든지 다 할 수 있을 것 같다.

· 쉬지 않고 세 시간을 걸어도 무릎이 아프지 않다.

· 뛰어도 사뿐사뿐 통통통 가뿐하기만 하다.

· 수영해도 독수리가 날개 펼치며 유유히 날아가듯 더없이
  여유롭다.

이 모든 게 식단 다이어트와 운동 다이어트를 통해 18kg을 감량한 결과이다. 이렇게 좋은 다이어트를 여러분도 지금 당장 하고 싶지 않은가. 이제 당신이 날씬해질 차례이다.

몸이 가벼워진 나는 뭐든지 거침없이 도전하게 되었다. 몸이 만들어지니 운동 효율도 함께 좋아졌다. 걷기, 달리기, 수영, 사이클 자세 교정을 꾸준히 해 나갔다. 행여라도 주위에 다이어트 하고 싶은 사람이 있으면 도움을 주고 싶다. 식단 다이어트든 운동 다이어트든 살을 빼고 건강해지고 싶은 사람이 있으면 모두에게 알려 주고 싶다.

이제 나와 함께 날씬해지고 싶지 않은가. 나는 가르치는 걸 좋아한다. 아는 것과 가르치는 건 다르다고 하지만 그동안 충분히 경험하였으니 제대로 가르칠 수 있을 것 같다.

아, 그리고 미리 짚을 게 하나 있는데, 다친 경험이 있는 사람이 남을 더 잘 가르칠 수 있다고 생각하는데, 이건 오산이다. 부상자 대부분은 부상이 왜 왔는지도 모르는 경우가 많다. 부상 원인을 모르는데, 어떻게 부상하지 않고 운동하는 방법을 알겠는가.

그런 점에서 나는 이미 아픈 상태로 식단 다이어트를 했고, 그

아픈 부위를 잘 다스리며 운동 다이어트를 했기에 누구보다 부상에 대한 준비가 철저했다.

나는 푸시업을 한꺼번에 80개를 하면서 왼팔에 쥐가 내린 것 말고는 부상한 적이 없다. 그땐 의욕이 앞서서 푸시업 전문가에게 요령을 물어볼 생각을 못했는데, 이내 무모하다는 생각이 들었다. 아무리 사소한 운동이라도 다 안전한 요령이 있기 때문이었다. 나는 그 후 다른 사람이 부상입은 사례를 보면서 부상 원인과 예방법을 찾으려고 노력했다. 그 예방법을 나에게 바로 적용해서 내 것으로 만들었다. 이렇게 하여 나는 부상하지 않고도 효과가 높은 운동법을 터득했다. 그러니 일단 나를 믿고 따라와 보길 바란다.

이제 당신이 세운 다이어트 계획을 즐기고 몸이 가벼워질 기대감으로 다이어트를 해보자. 그 과정에서 만나게 될지 모르는 유혹을 극복하며 꾸준함으로 다이어트를 이어간다면 당신은 분명 성공할 것이다. 덤으로 자신감이 넘치고 정신력도 강해져 새로운 도전을 하면서도 계속 성공해 나갈 것이다.

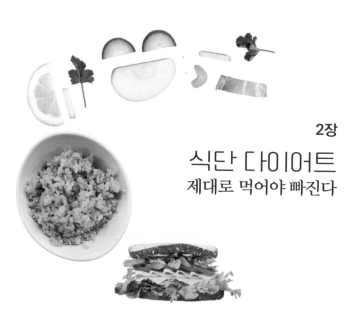

2장

식단 다이어트
제대로 먹어야 빠진다

현미를 먹어라

옛날옛날에 멥형메현미과 찰동생찰현미이 살고 있었다. 허구한 날 멥형과 찰동생은 자기가 더 잘났다고 싸우기만 했다. 어머니는 마음이 아팠다. 형 메현미는 몸이 가볍고 날씬해서 보기 좋았고, 동생 찰현미는 몸이 근육질이고 힘이 더 세서 좋았다. 첫 남편 메벼와 살다가 낳은 자식이 메현미이고, 찰벼와 재혼해서 낳은 자식이 찰현미이다.

어머니 현미는 이 메현미와 찰현미 형제가 더 친하게 지내기를 바라는 마음으로 목욕탕에 데리고 가서 재미있게 놀아주고 때를 밀어주었다. 메현미와 찰현미도 신이 나서 서로 '등 밀어주기'를 했다.

얼마나 깨끗이 밀었는지 이 둘은 새로운 개체로 태어났다. 형 메현미는 피부가 하얗고 여전히 날씬하고 몸이 날렵했다. 동생 찰현미는 피부가 형처럼 하얗지는 않지만 건강미가 넘치고 근육질 몸매였다. 어머니는 서로 등을 밀어준 형제의 별명을 지어 주었다. 형 메현미를 '멥쌀'이라고 하였으나 입에 잘 붙지 않아 그냥

'백미'라고 부르기로 했다. 동생 찰현미에게는 '찹쌀'이라고 입에 짝 달라붙는 이름을 지어 주었다.

뜬금없이 웬 옛날이야기? 식단 다이어트에서 매우 중요한 '현미'에 대한 이해를 돕기 위해 무리수(?)를 두었으니 양해 바란다.

메벼 도정 전 → 메현미 도정 후 → 멥쌀(백미)
찰벼 도정 전 → 찰현미 도정 후 → 찹쌀

메현미와 멥쌀백미은 100g당 칼로리가 365kcal이고, 찰현미와 찹쌀은 372kcal로 2~3% 더 높다. 소화 속도를 나타내는 혈당지수는 메현미와 찰현미가 55이고, 백미가 86이다. 찹쌀은 82다. 쌀 중에서 혈당지수가 가장 높은 것은 백미이다.

Table 1. Calories ande mineral contonts of milled rice

	Calorie per gram	Mineral Content(mg/100g)							
		P	Ca	Mg	Cu	Fe	Zn	Na	K
Traditional									
Akibare	3,640	197	30.4	35.6	0.43	0.62	1.75	5.42	75.0
Milyang 15	3,630	199	17.9	37.5	0.21	0.46	1.50	5.92	63.0
Minehikari	3,660	212	19.0	39.4	0.25	0.46	1.75	3.57	75.2
Jinju	3,700	233	28.6	35.6	0.40	0.89	2.22	6.97	68.7
Mean value	3,658	210.3	24.0	37.0	0.32	0.61	1.81	5.47	70.5
	±31	±16.6	±6.4	±1.8	±0.11	±0.20	±0.30	±.42	±.8
waxy	3,720	250	28.6	46.9	0.35	0.62	2.00	4.17	103.3

· 칼로리kcal/100g : 백미/메현미 365 〈 찹쌀/찰현미 372
· 혈당지수GI, Glycemic Index : 현미(메현미/찰현미) 55 〈 백미 86

혈당지수Glycemic Index, GI는 음식에 있는 탄수화물을 몸이 얼마나 빨리 포도당으로 전환하는지를 알려주는 숫자를 말한다. 포도당 50g을 먹었을 때의 혈당 상승 속도를 100이라고 기준을 설정한다면, 탄수화물이 포함된 음식 50g 먹었을 때 올라가는 혈당의 상승 속도를 말한다.

그런데 백미에 들어 있는 단순 탄수화물은 쉽게 포도당으로 바뀌는 데 반해 현미에 들어 있는 탄수화물은 소화가 느리게 진행돼서 포도당으로 바뀌는 데 시간이 더 걸린다. 현미가 백미보다 다이어트에 더 도움이 된다는 얘기다.

식단 다이어트만 할 때는 음식의 칼로리와 함께 혈당지수를 반드시 체크해야 한다. 혈당지수도 매우 중요한 인자가 될 수 있기 때문이다.

다만 식단과 운동 다이어트를 함께 한다면 칼로리만 봐도 충분하므로 혈당지수를 건너뛰어도 된다. 운동할 때 혈당이 에너지원으로 사용되므로 혈당지수는 크게 신경을 쓰지 않아도 되기 때문이다.

출처
◀ 칼로리 : 단국대 식품영양학과, 《우리나라 쌀의 칼로리, 무기질 및 아미노산 함량》,1984.
  GI : 이승언, 《당뇨병 사람이 먼저다》, 바른북스, 2018. p.188

나의 식단 다이어트 방법

· 첫 3개월 동안 아침은 현미밥이나 샌드위치를 먹어 양호한 식단 다이어트 습관을 만든다.
· 샌드위치는 정량으로 나오기 때문에 과식하지 않도록 해준다.

나는 찰현미가 아닌 메현미 밥을 먹었다. 찰현미는 메현미보다 찰지고 맛있어서 자신도 모르게 과식하기 쉽다. 찰현미는 계속 먹으면 쉽게 질린다. 다만 질리기 전까지는 맛이 있어서 많이 먹기 쉬운 데다 칼로리도 메현미보다 2~3% 더 높다.

반면 메현미는 찰현미보다 맛이 없어서 밥양을 줄이는 데 효과적이다. 나는 반 공기도 안 먹을 때가 많았다. 메현미 밥을 적게 먹어도 소화가 천천히 되고 포만감이 오래 가기 때문에 점심 식사 전까지 배가 고프지 않다. 현미는 식이섬유가 풍부하고 옥타코사놀을 함유하고 있다. 식이섬유는 쉽게 포만감을 느끼게 하고, 옥타코사놀은 혈중 콜레스테롤 농도와 체지방을 감소시키는 효과가 있다.

메현미는 평이한 맛이어서 질리지 않는다. 도정이 안 된 현미매
현미와 찰현미는 혈당지수가 낮아 천천히 소화되고 식이섬유가 풍
부해서 포만감이 오래 가기 때문에 메현미와 찰현미 둘 다 다이
어트에 유리하다. 그렇지만 다이어트를 위해 칼로리가 더 낮고
적당한 양을 먹기 위해서는 찰현미보다 메현미가 더 유리하다.
다이어트 초기에는 메현미를 먹어야 한다.

다이어트를 시작하면 최소 4개월은 메현미를 먹는다. 체중 감
량이 계획에 부족하다고 판단되면 6개월까지 유지하는 것이 좋
다. 운동 다이어트와 병행하고 감량이 순조로우면 4개월이면 충
분하고, 5개월째부터는 백미를 먹어도 크게 문제 되지는 않는다.

다이어트 시작 3개월까지 점심과 저녁도 메현미나 칼로리가
낮은 메뉴를 먹는다. 과식은 절대로 하지 말아야 한다.

성인 하루 권장 열량은 남성 2,500kcal, 여성 2,000kcal이다.
식단 다이어트 측면에서 한끼가 남성 830kcal, 여성 660kcal를
넘기지 않는 것이 좋다.

먹고 싶은 메뉴가 있다면 당연히 먹어도 된다. 단, 절대 과식해
서는 안 된다. 남기면 남겼지 더 먹지는 말아야 한다. 포만감이
있을 만큼만 먹으면 된다.

메현미를 먹을 환경이 안 되고 찰현미가 제공되는 환경이라면
찰현미를 먹어도 괜찮다. 현미를 먹다가 다른 것을 먹고 싶을 때
가 있다. 그럴 때는 샌드위치를 권한다. 샌드위치는 정량으로 나
오므로 과식하지 않도록 해주기 때문이다.

이것이 나의 식사 조절의 전부이다. 결코 거창하거나 실천하기

힘든 것이 아니다. 조금만 신경 쓰면 누구나 쉽게 할 수 있는 방법이다. 이렇게 3개월만 해보라. 습관이 만들어져서 그 이후에는 자연적으로 그 패턴대로 하게 되어 있다. 위도 점점 작아져서 많이 먹으려고 해도 많이 먹을 수 없게 된다.

나는 2개월 만에 이 습관이 들었다. 사람마다 습관을 굳히는 시간이 조금 다를 수 있어서 더 확실히 다지기 위해서 3개월로 식단 다이어트 계획을 잡으면 좋다.

《습관의 완성》이범용 지음, 스마트북스 펴냄이라는 책을 보면, 습관에는 4개의 문이 있다. 이 문은 3일, 21일, 66일, 90일마다 나온다. 처음 3일은 작심삼일의 유혹을 넘어가는 시간이고, 21일은 뇌가 습관을 인식하는 시간이며, 66일은 몸이 습관을 기억하기 시작하는 시간이고, 90일은 죽음의 계곡을 넘어가는 시간이다. 이처럼 습관이 몸에 배려면 3개월의 시간이 필요하다고 한다.

사람마다 실행력과 의지력의 차이가 있겠지만, 추진력과 의지가 강한 사람 기준으로 봤을 때 최소한 한 달이 지나야 몸이 습관을 기억하고, 최소 두 달이 지나야 자연스럽게 습관에 따라 몸이 움직이게 되는 것 같다. 무의식적으로 몸이 움직이려면 습관이 만들어져야 한다. 습관이 되었다고 완전히 저항이 없는 것은 아니지만 '할 만하다'는 생각이 들고, 그냥 몸을 움직이겠다고 하면 습관의 힘에 따라 행하면 된다.

금세 포기하지 않으려면 목표를 조금 낮게 설정하여 목표 수준이 본인에게 맞아야 한다. 시작이 쉬워야 한다. 시작이 반이다. 나머지 반은 꾸준함이다.

자신의 현재 능력 언저리에 있는 일을 할 때 가장 크게 동기부여가 되는데, 이것이 '골디락스 법칙'이다. 너무 쉬우면 재미없고 동기부여가 되지 않으므로 목표를 상향 조정해야 한다. 목표를 상향 조정하더라도 조금 쉬운 수준에서 시작하면 작은 성취감은 생긴다. 성공하는 사람은 하루 목표치를 정해 두면 반드시 실행하고, 아마추어는 되는대로 하다가 포기해 버린다.

그리고 2~3개월을 꾸준히 하기 위해 나에게 보상해 줘야 한다. 나에게 필요한 물건을 선물 해주는 외적 보상도 있지만, 나에게 '수고했다'고 격려하고 '잘했다'고 느끼는 만족감의 내적 보상이 더욱더 효과가 크다.

6개월가량 다이어트가 성공해 간다고 판단되면, 식단은 더 이상 가릴 필요가 없다. 이때부터는 과식만은 절대로 피하면 된다.

[참고] 음식별 칼로리

음 식	열 량(kcal)
샌드위치(140g)	379
샌드위치(205g)	608
김밥 한 줄	500~600
한식	620~920
마파두부밥	620
고기덮밥	700
볶음밥	700~800
짬뽕	800~900
짜장면	900~1,000
떡볶이 한 접시	1,000~1,400
치킨 반마리	1,200

다이어트 십계명

내가 실제 다이어트하면서 도움이 되었던 10가지를 정리하여 '다이어트 십계명'을 만들었다. 이 다이어트 십계명을 3개월만 의식적으로 실천해 보시라. 4개월째부터는 그 행동이 무의식에 새겨져서 습관의 자동화 법칙이 작동하게 된다. 자동화 법칙이 작동하면 힘들이지 않고도, 의식하지 않아도 자동으로 몸으로 행하게 된다.

1. 가족과 친구들에게 다이어트 목표치를 선포하라 = 다이어트를 할 때 혼자서만 목표를 세우고 실천하는 것보다는 주변의 친구나 가족들에게 공개적으로 다이어트 목표치를 선포하면 성공할 확률이 높아진다. 주변을 의식해 게으름을 피우기가 어렵고, 또 얼마나 감량한 지 관심을 보이면 자신 있게 답할 수 있어야 한다는 부담감 때문이다. 실천하지 않을 수 없는 상황을 스스로 만드는 효과가 있다.

[다이어트 십계명]

1. 가족과 친구들에게 다이어트 목표치를 선포하라.

2. 메현미를 먹어라. 3개월 동안 하루 최소 한 끼는 메현미를 먹자.

3. 메뉴의 칼로리 체크를 습관화하고, 한 끼 830kcal가 넘지 않도록 하라.

4. 하루 만 보를 걸어라. 만 보가 익숙해지면 속도를 올려 만 오천 보를 걷자.

5. 회식이나 뷔페 레스토랑에서 과식하면 7천 보를 더 걸어라.

6. 다이어트하는데 빈정거리거나 깐죽거리는 다이어트 킬러를 멀리하라.

7. 잠자는 시간을 제외하고는 온종일 '배쏙가위'(배는 쏙 가슴은 위로) 자세로 날씬한 배를 유지하라.

8. 배를 집어넣은 상태에서 바지를 사라.

9. 체중계에 자주 올라서라. 몸무게가 줄고 있는 것을 보고 즐겨라.

10. 걷기, 수영, 달리기를 시작하면 멈추지 않고 30분 이상 하는 습관을 만들어라.

2. 메현미를 먹어라! 3개월 동안 하루 최소 한 끼는 메현미를 먹자

= 이상적인 식사 다이어트는 메현미 밥을 하루 세 끼를 먹는 것이다. 의지가 웬만큼 강한 사람이 아니면 그렇게 하기가 힘들다. 해서 최소 한 끼는 메현미 밥을 먹도록 하자.

메현미 밥이 맛있지는 않지만 질리지는 않는다. 찰현미 밥은 메현미 밥보다 맛은 좋지만 쉽게 질릴 수 있다. 질리지 않는 메현미라 하더라도 가끔은 다른 것을 먹고 싶을 때가 생길 수 있다.

그때는 샌드위치를 식사 대용으로 먹으면 아주 좋다. 샌드위치는 일반적으로 적당한 양으로 포장되어 있어서 과식하지 않도록 해 준다.

3. 메뉴의 칼로리 체크를 습관화하고, 한 끼가 830kcal 넘지 않도록 하라! = 가령, 900kcal가 되는 짬뽕을 먹는다고 하자. 고칼로리라고 애써 먹지 않는 것보다 먹기 전에 다른 사람에게 덜어 주어 먹는 양을 줄이는 것도 지혜다. 받을 사람이 없으면 다른 그릇에 아예 면을 덜어놓고 먹자. 먹다가 중단하는 게 말처럼 쉽지 않다. 칼로리 과잉 섭취를 이런 식으로 줄이면 된다.

4. 하루 만 보를 걸어라! 만 보가 익숙해지면 속도를 올려 만 오천 보를 걷자 = 유산소 운동인 걷기가 다이어트에 효과가 있다는 건 다 안다. 생활 속에서 쉽게 할 수 있는 걷기의 km 페이스를 10분 이내로 하면 좋다. 10분/km 페이스로 한 시간 걸으면 12분일 때보다 21% 효과가 늘어나고, 15분일 때보다 47% 효과가 커진다. 한 시간 동안 빨리 걸으면 당연히 천천히 한 시간 걸을 때보다 많이 걸으니 효과가 늘어난다고 반문할 것이다.

  하지만 추가로 칼로리 소모가 일어나는 것을 다음의 예시로 알 수 있다. 15분/km 235kcal에서 10분/km 345kcal 속도로 걸으면 5분/km가 줄어서 33% 더 걸을 수 있다. 칼로리 소모는 47%가 더 되었기 때문에 14%의 칼로리가 추가로 소모된 셈이다.

  그 외에 유산소 운동의 효과도 10분/km 페이스가 훨씬 뛰어나다. 실제로 이 속도로 30분 걸으면 등에 땀이 나면서 유산소 운동이 제대로 되는 것을 몸소 느낄 수 있다. 그 외에도 발목 근육, 정강이 근육, 엉덩이 근육, 등 근육, 복근 등이 자극되고, 코어 근육이 생성되며, 멋진 자세를 만들어 준다.

빠른 템포로 걸어야 운동 효과가 더 큰데, 시계를 계속 보면서 속도를 확인하는 것이 번거로울 수 있다. 이때 음악을 들으면서 걸으면 훨씬 기분이 좋아지고 일정한 템포로 걸을 수 있다. 내가 빠르게 걸을 때 많이 듣는 노래는 Cascada의 'Everytime we touch'나 블랙핑크의 '마지막처럼' 등이 있다. 본인에게 맞는 템포의 노래를 찾고자 할 때 빠른 템포이면서 일정한 리듬의 노래이면 걸을 때 더 신이 난다. 음악을 들으면서 걸을 때 유의해야 할 게 있다. 이어폰에 들려지는 음악 소리가 약해야 주변의 소리를 들을 수 있다. 위험 요소를 알리는 주변의 소리가 들릴 만큼 음악 소리가 작아야 한다. 사람이 많은 장소나 안전을 위해서 주변 소리를 들으면서 걸어야 할 때는 이어폰을 한쪽만 꽂고, 다른 한쪽은 귀로 주변 소리를 듣는 것도 좋은 방법이다.

5. 회식이나 뷔페 레스토랑에서 과식하면 7천 보를 더 걸어라 = 이미 과식하지 않는 것이 습관이 되어 있는 경우라도 본의 아니게 과식할 때가 있다. 과식했다면 그날에는 7천 보를 더 걸어라. 7천 보를 더 걷지 않으면 한 달 다이어트한 게 물거품이 된다. 걷는 것 대신 수영을 한다면, 배가 너무 부른 상태에서 먹은 음식이 식도로 역행할 수 있으니 최소 1시간 이후에 수영하는 것이 좋다.

가족과 외식할 때는 가능한 뷔페를 피하는 것이 좋고, 뷔페를 가더라도 먹고 싶은 음식 위주로 먹지만 과식하지 않도록 노력해야 한다.

6. 다이어트하는데 빈정거리거나 깐죽거리는 다이어트킬러를 멀리하라 = 다이어트를 하다 보면 꼭 빈정거리거나 깐죽거리면서 다이어트를 오래 하지 못할 것이라고 부정적으로 이야기하는 사람을 만나게 된다. 이런 부류의 사람을 안 만나거나 멀리하는 것이 마음 편하게 다이어트를 할 수 있다. 이런 사람을 만나면 다이어트 중에 쌓이고 있는 긍정적인 기를 뺏기고 긍정적인 에너지가 줄어들게 된다.

7. 잠자는 시간을 제외하고는 온종일 '배쏙가위' 자세로 날씬한 배를 유지하라 = '배'가 '쏙' 들어가게 힘주고 '가'슴을 '위'로 끌어 올리고 거울을 봐라. 그 상태가 향후 6개월 후의 본인 모습이 된다. 배에 힘을 주는 표현을 '배쏙가위'라고 이름 지어 보았다. '배쏙가위'는 우리가 신체검사에서 키재기를 할 때 커 보이게 하려고 '배를 쏙 집어넣고 가슴을 위로 끌어 올리는' 자세이다.
　'배쏙가위' 상태를 유지하는 것만으로 복근 운동을 하는 상태이므로 복근 운동이 저절로 된다. '배쏙가위'가 습관이 되어 있으면 수영을 배울 때도 도움이 된다. 수영할 때 물의 저항을 최소화하는 유선형streamline 자세를 유지할 수 있다. 유선형 자세는 배를 쏙 집어넣고 가슴을 최대한 위로 끌어 올려서 척추 관절이 펴지는 자세이다. 유선형 자세가 되면 하체가 많이 뜨고 자유형 킥이 잘됨과 동시에 롤링과 글라이딩이 잘되어 적은 스트로크로 더 멀리 갈 수 있다.

8. 배를 집어넣은 상태에서 바지를 사라 = 배를 집어넣으면 과식을 못 하게 만들어 주며, 자동으로 배가 쏙 들어가게 해준다. 3개월이 지나면 허리가 1인치 이상 줄어 있을 테니 이전에 입고 있던 바지의 허리도 1인치 이상 재단하라. 1년 6개월이 지나면 추가로 2인치를 재단하게 된다. 기대해도 좋다!

9. 체중계에 자주 올라서라. 몸무게가 줄고 있는 것을 보고 즐겨라 = 사우나를 하러 가서 탈의 직후에 몸무게를 재보고, 사우나를 마치고 나서도 재보라. 땀으로 빠져나갔으면 다시 수분을 공급하면 도돌이표가 되지 않느냐고 하는데 어찌 되었든 가장 낮았을 때의 몸무게가 본인의 몸무게이다. 극한 도전이라는 생각으로 가장 낮은 몸무게를 매일 조금씩이라도 경신해 보자. 성취감도 생기고 본인 주변에 내세울 만한 자랑거리도 생기니 재미있게 다이어트를 할 수 있다.

10. 걷기, 수영, 달리기를 시작하면 멈추지 않고 30분 이상 하는 습관을 만들어라 = 유산소 운동은 15분이 지나야 체지방 분해가 시작하고 최소 30분 이상 지속해야 체지방 분해 효과가 커진다. 또한 양의 기운이 나와서 몸 컨디션이 좋아지고 정서가 안정적으로

바뀌고, 기분도 좋아진다. 걷기, 수영, 달리기를 오랫동안 실제로 해보니 30분 이상 하면 이런 현상을 느낄 수가 있었다. 30분 하는 운동의 강도를 높여서 25분 동안 하면, 여유롭게 30분 동안 할 때 이상의 기분 전환 효과가 나타나는 것도 알 수 있었다. 강도 높게 25분만 하더라도 기분 전환 효과, 다이어트 효과가 30분 하는 것보다 더 좋은 걸 알 수 있다. 특히 수영은 중간 강도 30분보다 고강도 25분을 하면 근력 강화에 보다 효과적이다. 운동 중에 가장 이상적인 것 하나만 꼽으라고 하면 주저 없이 '고강도 30분 수영'이라고 할 수 있다.

'내면의 나'와 소통하며 다이어트하라

내가 경험한 바에 따르면 체중 감량은 한 달에 1kg이 이상적이다. 한 달에 1kg이라는 숫자는 '내면의 나'이후 '자아'라 표기도 거부 반응을 안 일으킨다. 3개월 습관으로 3kg 감량은 자아가 순순히 받아들인다. 천천히 변화하는 몸무게는 자아가 식단 다이어트를 하고 있다는 것을 감지하지 못한다. 습관이 자아를 잘 이끌기 때문에 자아는 습관에 순응한다. 4kg 이상 감량은 저절로 습관이 일어나서 매달 1kg은 지속적으로 쉽게 이루어진다. 여기에서 운동 다이어트까지 하면 더 빠르게 감량할 수 있다. 운동 다이어트는 자아와 소통하면 더욱 편안하고 즐겁게 할 수 있다. 자아와 소통을 잘하면 나 자신을 더 이해하고 단단한 나를 발견하게 된다.

다음은 내가 난지공원 6바퀴35km를 자아와 소통하며 달렸던 경험을 대화 형태로 꾸민 것이다. 2023년 8월 5일 토요일 오전 5시 20분습도 75%, 온도 27도에 달리기를 시작했다. 의식의 중심인 '자아'는 '자아'로 표기하고, 정신 전체의 중심인 '자기'는 편의상 '주인'으로 표기한다.

주인 : 난지공원 1바퀴가 6km다. 3바퀴 돌면 18km이고, 18km를 조깅 페이스로 천천히 달린다. 대신 4바퀴부터는 속도를 조금씩 올릴게.

자아 : (한동안 대답이 없다. 빙그레 미소만 짓는다. 그러다 갑자기 자아가 대답한다) 저는 쉬고 있을게요, 주인님!

4명이 조깅 페이스로 함께 달리니 재미도 있고 3바퀴는 그냥 달릴 수 있다. 습도가 너무 높아서 땀이 줄줄 흘러내려 러닝화로 모두 모인다. 질퍽! 질퍽!

주인 : 덥다! 남은 3바퀴는 어떻게 뛸까? 조금씩만 속도 올려서 뛰어 볼게.

자아 : (아무 대답이 없다. 쉬고 있다가 마치 잠들어 버린 듯, 묵·묵·부·답)

주인 : 6분대 조깅 페이스로 뛰다가 5분 30초로 뛰는데 힘들지 않겠어?

자아 : (언제 일어났는지도 모르게.) 네, 주인님. 익숙한 페이스라 그렇게 힘들지 않아요. 근데 오늘 6바퀴 뛰는 것 맞죠?

주인 : 응. 습도가 높아서 조금 힘들겠지만 버거우면 언제든지 내게 이야기 해 줘.

자아 : 알았어요, 주인님!

함께 달린 4명 중 1명은 3번째 바퀴가 끝나갈 무렵 이탈하고, 3

명이 4번째 바퀴에 함께 달렸다. 5바퀴를 시작하자 1명이 앞으로 달려 나갔다. 앞으로 달려 나간 사람은 5바퀴만 뛸 모양이다. 6바퀴 뛰기로 한 동생이 앞으로 달려 나간 사람을 따라잡자고 했다. 나는 갑자기 달리면 자아가 심한 거부반응을 일으킬 수 있으니 현재 페이스로 달리자고 했다. 일정 속도로 달리다가 5바퀴 끝나기 1km 구간에 속도를 조금씩 올렸다. 그러자 자아가 바로 놀라 깨어나서 주인에게 진지하게 물음을 던진다.

자아 : 주인님, 왜 갑자기 빠르게 달리는 거에요, 예고도 없이!
주인 : 앞에 가는 한 사람만 천천히 따라잡으려고 해. 조금만 참아 줄 수 있지?
자아 : 주인님이 원하시면 달릴 수 있는데, 따라잡고 나서 마지막 바퀴에 퍼지면 어떡해요?
주인 : 1km만 조금 속도 내다가 마지막 바퀴에는 다시 속도를 늦출 거야.
자아 : 네, 주인님!

10명 남짓 함께 달리기한 멤버들 중 동생과 나만 6바퀴를 달렸고 대부분은 3바퀴만 뛰었다. 자아와 소통하는 것은 식단 다이어트뿐만 아니라 운동 다이어트에도 필요하다.

다이어트를 완성하고 나면 마라톤, 철인3종과 같은 지구력을 요구하는 운동을 할 기회가 생길 수 있다. 이때 도움 되는 것이 '자아와의 소통'이다. 지구력을 요하는 다이어트와 목표를 정하고 하는 운동은 자아와 소통하면 좀 더 쉽게 그리고 중간에 포기하지 않고 이뤄낼 수 있다.

　마라톤을 해본 사람은 안다. 달리는 전반부와 후반부의 페이스 전략이 중요한데, 이때 자아와 소통이 매우 중요하다. 수영과 사이클도 자아와의 소통이 필요한데, 마라톤만큼 절실하지는 않다. 그만큼 마라톤은 인내가 필요한 운동이다. 달리는 동안 자아를 무시하고 오버페이스를 하면 근육 경련이 오거나 퍼져서 걷게 된다. 멈춘 후 다시 뛰려고 하면 더 많은 에너지가 필요하고 제 속도를 올리는데 더 많은 시간이 필요하게 된다.

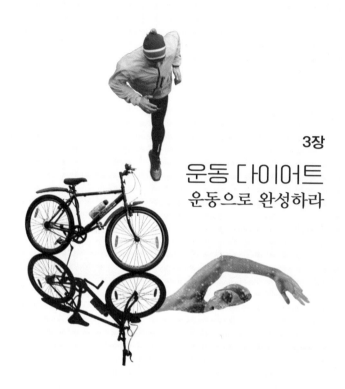

3장
운동 다이어트
운동으로 완성하라

우리는 왜 다이어트를 해서 날씬해지려고 하는가?

우리는 왜 운동하려고 하는가?

운동하면서 연골이 닳아 없어지고 단명하지는 않을까?

운동하는 사람보다 운동하지 않는 사람이 더 오래 살지 않나?

혹시 당신은 이렇게 질문만 하고 이런저런 핑계로 운동은 하지 않고 시간만 흘려보내고 있지는 않은가? 그러다가 연말이 되고 크리스마스 캐롤이 거리에 들리기 시작하면 또다시 새해 계획을 짠다. 작심삼일인 사람이 태반이겠지만, 그나마 오래 하는 사람은 한 달가량 하다 내가 언제 그랬냐는 듯 일상생활에 파묻혀 사는 경우가 많다. 나 역시 다이어트와 운동하면서 끊임없이 이런 의구심을 자문했다. 특히 이미 망가졌을지도 모르는 무릎 연골이 재생되는지와 운동을 얼마나 하는 것이 좋은지 그리고 이쁜 자세로 운동하는 방법이 있는가.

이쁜 자세는 에너지 효율을 극대화하기 위한 충분조건이다. 이쁜 자세는 군더더기 없고 간결하여서 보기에 좋을 뿐만 아니라 저항 최소화로 에너지를 최대한 낭비 없이 활용하는 자세이다.

별 장비가 없이 할 수 있는 걷기부터 달리기, 사이클, 수영에 대해 부상 없이 이쁜 자세로 운동하는 법에 대해 성찰해 보았다. 그리고 매력 있는 취미인 바다 수영을 안전하게 하는 방법도 덧붙여본다.

운동 다이어트를 함께 하라

식단 다이어트만으로도 체중 감량이 가능하다. 하지만 식단만으로는 체중 감량에 한계가 있고, 요요현상의 유혹을 물리치기가 어렵다. 식단과 운동 다이어트가 조화를 이뤄야 건강한 다이어트를 할 수 있다. 식단과 운동은 시소와 같다. 식단의 부족과 넘침은 운동에서 가감하며 조절할 수 있다.

하지만 궁극적으로 완벽하게 건강하려면 식단 다이어트로는 부족하다. 반드시 운동 다이어트를 필수로 곁들여야 한다. 운동 다이어트는 근력운동만 해서는 안 된다. 헬스로 근력운동을 하는 것은 편식과도 같아서 유산소 운동을 병행해야 한다.

나는 헬스를 좋아하지 않는다. 지정된 곳에서 똑같은 자세로 인위적으로 근육을 키우는 것 같아 선뜻 내키지 않는다. 헬스를 폄훼하는 건 아니다. 헬스를 하면서 유산소 운동을 추가하면 된다. 하지만 굳이 헬스를 하지 않고 '빠르게 걷기'만으로도 유산소와 하체 근력 두 마리 토끼를 잡을 수 있다. 상체 근력까지 고루 키우겠다면 팔굽혀펴기를 추가하면 된다.

4대 대표 운동의 효과

　나는 운동 다이어트로 수영과 걷기를 택했었다. 무릎이 아파서 제대로 할 수 있는 것이 별로 없었다. 다만 수영과 자전거 타기는 가능했다. 그래서 나는 퇴근 후 편하게 이용할 수 있는 회사 근처의 수영장을 떠올렸다.

　나는 정말 '자유로운' 수영을 했다. 수영의 종류로써 자유형이 아니라 내 편한 대로 하는 '자유' 수영이었다. 이 방법은 나 자신을 구속하지 않았다. 어떤 때는 수영을 5분 동안만 하기도 하고, 수영하기 싫을 때는 사우나만 하기도 했다. 하지만 놀아도 수영장에서 논다는 생각으로 퇴근하면 수영장에 자주 가려고 했다.

　그렇게 주 2~3회 수영장을 꾸준히 5개월을 드나들었더니, 그것만으로도 효과가 있어서 살이 조금씩 빠지면서 몸에 균형이 잡히는 거 같았다. 물론 식단 다이어트의 효과가 컸겠지만, 수영이 옆에서 도와주어서 83kg에서 78kg로 5kg을 감량했다. 체중이 6% 감소한 셈이다. 체중 5%만 감소해도 무릎이 받는 체감 하중이 50%는 준다는 연구 결과를 입증이라도 하듯 나는 조금 빠르

종 목	허벅지	엉덩이	종아리	상 체	다이어트 효과
마라톤	○	○	○		●
사이클	●	●	●		●
빠르게걷기	○	●	○		●
수영	●	●	●	●	○

● : 효과 큼, ○ : 효과 적음

게 걸어봤는데, 무릎이 아프지 않았다.

5kg 체중을 감량하면서 무릎이 아프지 않자, 그다음으로 도전한 운동이 바로 규칙적으로 꾸준히 '걷기'였다.

걷기를 선택한 것은 러닝화만 있으면 언제든지 할 수 있는 운동이기 때문이었다. 나는 78kg 때 하루 '5천 보 걷기'부터 시작했다. 점점 걷기 시간을 늘려 아침, 점심, 저녁 출퇴근 시간 등 시간이 허락하는 한 무조건 걸었다. 걷기가 익숙해지면서 하루 최소 만 보를 걸을 수 있게 되었고, 걷는 속도가 빨라지면서 만 오천 보까지 걸음 수가 늘어났다. 5천 보 걷기에서 본격적으로 만 보를 목표로 걸으니 2km 이내의 가까운 거리는 무조건 걸어 다니는 습관이 만들어졌다.

저녁에 회식이 있는 날에는 자신도 모르게 많이 먹기 일쑤였다. 회식하는 날에는 7천 보 추가하여 1만 7천 보를 걸었다. 회사에서 6km 떨어져 있는 집까지 걸어가곤 했다. 6km는 7천 보가 조금 더 넘는 거리이다. 회식하는 날에 더 걸어 주지 않으면 한 달 다이어트한 수고가 한 방에 날아가버린다.

하루에 최소 만 보를 걷는 것이 좋다. 그리고 만 보를 걷더라도 효과를 제대로 보려면 km당 10분 속도 이하로 빠르게 걷는 게 좋다. 더 빠른 속도로 감량하고 운동 효과를 극대화하려면 km당 9분 이하 속도로 걸으면 된다. km당 9분대 속도로 30분 걸으면 등에 살짝 땀이 날 정도이며, 7분대 속도로 걸으면 이마에도 땀이 난다.

나는 10km 이상의 거리를 걸을 때는 km당 9분대 페이스로 걷

는다. 70kg인 사람이 10분 페이스로 한 시간을 걸으면 345kcal
가 소모된다. 15분 페이스로 한 시간 걸으면 235kcal, 12분 페
이스는 285kcal, 10분 페이스는 345kcal, 8.5분 페이스는
430kcal, 7분 44초 페이스는 582kcal가 소모된다. 15분 페이스
기준으로, 10분 페이스는 47% 효과가 더 있고, 8.5분 페이스는
83% 더 효과가 높아진다. 그만큼 빠르게 걸을수록 효과 차이가
크게 난다.

시간 투자 가성비 높은 km당 10분~8.5분 페이스로 빠르게 걷
기를 추천한다.

아래 표는 내가 직접 걸으며 가민 시계를 활용해서 만들었다.

속 도		15분/km	12분/km	10분/km	8분30초/km	7분44초/km
소모 kcal/시간		235	285	345	430	582
	각 단계별	–	22%	21%	25%	35%
효과	15'→10'			47%		
	15'→8'30"				83%	
	15'→7'44"					148%

걷기와 달리기

사람들은 보통 걷기는 쉬워서 그런대로 할 수 있고, 달리기는 힘들어 오래 하지 못할 걸로 생각한다. 맞는 말이다. 실제 해보면 알 수 있다. 걷기는 30분이고 1시간이고 가능하다. 그런데 달리기는 조금만 뛰어도 호흡이 가빠져서 멈추고 싶은 유혹을 이기기 어렵다.

나는 몸무게 18kg 감량을 '빠르게 걷기'로 했다. 그만큼 걷기는 접근하기 쉬운 운동이다. 거기다가 빠르게 걷기는 칼로리 소모도 상당이 크고 러닝보다 부상 위험성도 낮아 좋은 운동이다. 제대로 된 자세로 오래 걸을 수 있으면 달리기를 시작할 때에도 많은 도움이 된다.

걷기와 달리기에 필요한 장비와 이쁜 자세에 대해서 알아보고, 걷기와 달리기가 서로 얼마나 비슷한지도 살펴본다.

걷기

- 자세가 좋으면 몸의 균형이 잘 잡혀 있게 보이므로 일단 멋지다.
- 자세가 좋으면 에너지 소모가 적어서 덜 지치고 오래 할 수 있다.
- 자세가 좋으면 스포츠를 빨리 마스터할 수 있다.

걷기 자세

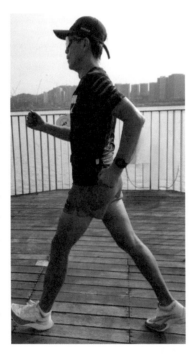

- **머리**= 경추 전만 (앞으로 굽음)을 유지하며 몸과 수직이 되도록 한다.

- **팔**= 90도 정도 구부리고, 뒤로 힘차게 친다.

- **가슴·허리**= 견갑골을 뒤로 모아 가슴을 열고 요추 전만을 유지하며, 허리를 곧게 편다.

- **발**= 반드시 11자로 걸어야 한다.

- **시선**= 전방 15m를 주시한다.

- **손**= 가볍게 주먹을 쥔다.

- **고관절**= 착지 후 엄지발가락과 검지발가락을 탄력있게 밀어서 고관절의 유연성을 높인다.

- **무릎**= 잽을 툭툭 던지듯 앞으로 보내고 착지할 때 170도로 살짝 굽힌다.

모든 운동이 그러하지만 걷기도 자세가 무엇보다 중요하다. 올바른 걷기 자세에 대해 알아보자.

머리는 경추 전만을 유지하며, 몸과 수직이 되도록 한다. 턱을 도도하게 치켜들면 목 디스크에 가해지는 압력이 낮아지지만, 지면을 보지 못해 방지턱, 홀, 돌멩이 같은 장애물에 걸려 사고가 날 수도 있다. 그렇다고 턱을 당기면 경추 전만이 무너져 목에 피로가 빨리 올 수 있다. 걸을 때는 턱을 들거나 당기지 말고 머리에 힘을 뺀 채 몸과 수직이 되도록 하면 편안한 상태의 경추 전만을 유지할 수 있다.

가슴은 열어야 한다. 견갑골어깨뼈을 뒤로 모아서 가슴을 여는 것은 걷는 자세가 좋아지며 호흡을 편하게 할 수 있다.

허리는 요추 전만을 유지한다. 요추가 전만이 되면 등이 곧게 펴져서 걸을 때 상체의 부하가 요추에 안정적으로 흡수되어 하체에 부하를 적게 전달한다.

시선은 전방 15m를 볼 수 있도록 살짝 아래를 주시한다. 전방 15m를 보면 걷는 데 집중할 수 있고, 또 혹시 모를 전방의 장애물을 발견할 수 있게 한다.

손은 가볍게 주먹을 쥐고, 팔은 90도가량 구부리고 뒤로 힘차게 친다.

발은 착지 후 엄지와 검지 발가락을 탄력 있게 밀어서 고관절의 유연성을 높인다. 엄지와 검지 발가락을 힘차게 밀면 발목 관절을 유연하게 만들어 주는 효과도 있다.

발은 11자로 걷는다. 팔자 걸음걸이를 하는 사람들이 있는데, 발을 지면에 내디딜 때 충격을 흡수해주는 엉덩이 근육이 발달하지 못했기 때문이다. 수영이나 사이클 등의 운동으로 엉덩이 근육을 키워 걸음걸이를 11자로 수정해 가야 한다. 과체중이면서 팔자로 걷는 것은 정상 체중이면서 팔자 달리기를 하는 것만큼 나쁘다. 과체중인 사람이 팔자 자세로 오래 걸으면 연골판이 닳고, 전방십자인대 파열이 올 수 있다.

넙다리뼈大腿骨와 정강뼈脛骨 모양을 보기 위한 아래 절단 단면도를 보면 이해가 쉬울 것이다.

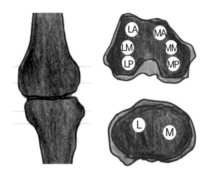

L : lateral   M : medial
LA : lateral anterior   MA : medial anterior
LM : lateral middle   MM : medial middle
LP : lateral posterior   MP : mediall posterior
Fig, 1 Drilling position and specimen confgguration

넙다리뼈와 정강뼈 절단 단면도.

출처 : 곽대순,오택열,한승호,《무릎관절 해면뼈의 기계적 물성》,
한국정밀공학회지, 2009. 2(3):p.132

넙다리뼈와 정강뼈 모두 앞쪽보다는 뒤쪽 면적이 더 넓어서 안정감이 있어 보인다. 넙다리뼈와 정강뼈가 닿는 부분을 보면, 안쪽보다는 바깥쪽이 안정감 있어 보인다. 11자로 걸으면 넙다리뼈와 정강뼈가 안쪽보다는 바깥쪽으로 힘이 많이 가해지므로 뼈 구조가 안정되는 쪽으로 힘이 실린다. 같은 힘을 주더라도 바깥쪽으로 힘이 더 실리면 연골에 안정적으로 닿게 된다. 하지만 팔자로 걸으면 발이 바깥으로 돌기 때문에 정강뼈는 바깥으로 돌고, 넙다리뼈는 수직으로 하강한다. 그래서 경골 외회전으로 전방십자인대에 무리가 가해진다.

무릎은 180도 편 후에 착지할 때는 170도로 살짝 굽힌다. 무릎을 180도 펴고서 다리를 뻗으면 스트레칭을 하는 듯 시원한 느낌이 든다. 하지만 무릎이 펴진 상태로 지면에 발이 닿는 순간 무릎 관절에 충격으로 되돌아온다. 따라서 무릎을 펴자마자 바로 착지 준비를 위해 무릎이 10도가량 굽혀서 170도로 착지해야 한다. 착지할 때 무릎은 170도로 살짝 굽혀서 충격을 흡수하도록 한다. 짧은 시간에 이 동작이 이뤄지므로 의식을 하면서 걸어 보고 느껴보고 혹시라도 무릎을 편 상태가 오래인 것 같으면 이 시간을 줄이도록 한다.

발이 앞으로 나갈 때 무릎은 잽을 하듯 툭툭 던지듯 앞으로 보낸다. 빠르게 걸을 때 발이 앞으로 나아가는 도중 지면에 닿아 몸이 휘청거리는 사람이 있다. 달릴 때도 러닝화가 바닥이 닿아 끌리는 소리가 나는 사람도 있다. 이런 사람은 무릎이 잽을 툭툭 던지듯 달리면 달리기가 경쾌해진다. 빠르게 걷기도 무릎을 살짝 들어 잽을 하는 느낌으로 걸으면 바닥에 끌리지 않고 걸을 수 있다.

몸이 불편하면 30분 이내로 걷고 점점 시간을 늘려 가는 것이 좋다. 건강한 편이면 1~2시간 동안 걸어도 상관없다. 안 쉬고 2시간 이상 걷는 것은 관절에 무리가 갈 수 있으니 중간중간 쉬면서 걷는 것이 좋다. 무릎이 약한 사람은 전동 트레드밀 걷기도 괜찮다. 모터가 돌려주기 때문에 수직 부하넙다리뼈에서 정강뼈로 수직으로 가해지는 부하가 체중의 2.1배로 걷기 2.5배보다 낮다.

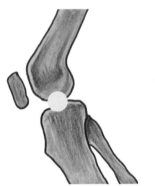 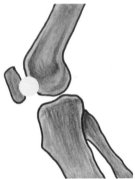

넙다리뼈/정강뼈 수직 부하. 넙다리뼈/무릎뼈 수평부하.

(체중의 배수)

운동 종류	수직 부하 넙다리뼈/정강뼈	수평 부하 넙다리뼈/무릎뼈
걷기	2.5~2.8	0.5
걷기(전동 트레드밀)	2.1	
달리기	3.1~3.6	7.7
계단 오르기	3.16	2.1~2.5
계단 내려오기	3.46	5.7
실내자전거	1.0~1.5	1.3
스쿼트	3.8	6.0~7.8

운동의 종류별 수직 부하와 수평 부하.

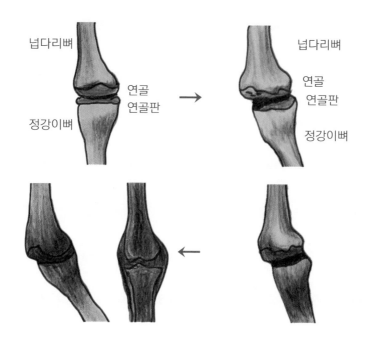

무릎연골이 닳는 과정.

출처
▲ KBS〈생로병사의 비밀〉제작팀,《걷기만 해도 병이 낫는다》, 비타북스, 2023. p.53
◀ 정선근,《백년운동》, 아티잔, 2019. p.150, 241~242, 250~251, 263

　무릎에 가해지는 충격을 흡수하는 것이 연골판이다. 하지만 과체중이면 걸을 때 무릎 위 뼈인 넙다리뼈와 무릎 아래 뼈인 정강뼈끼리 충돌하면서 연골과 연골판이 닳는다. 연골이 닳게 되면 뼈와 뼈가 부딪히며 통증이 생기고 퇴행성 관절염이 발생한다.

걸으면 두통과 복통이 사라진다

밥 먹은 후 곧바로 자리에 앉아 1시간 이상 골똘히 생각하며 일하다 보면 머리가 아프고 속이 쓰려올 때가 있다. 자율신경의 불균형으로 인해 생기는 현상이다.

자율신경은 사람을 긴장하고 흥분시키는 교감신경과 긴장을 풀어 주고 안정시키는 부교감신경이 있다. 자율신경은 '시소'와 같다. 교감신경이 조화를 잃으면 '교감신경 실조', 부교감신경이 조화를 잃으면 '부교감신경 실조'라 한다.

복부 쪽에 집중된 부교감신경이 조화를 잃으면 부교감신경 실조가 된다. 부교감신경 실조 증상은 소화장애, 위염, 장염, 전립선염, 방광염 등이 있다. 또 긴장한 상태로 오래 있으면서 호흡을 얕고 빠르게 하면 교감신경이 더 많이 작동한다. 그러면 소화기관의 활동을 중단시키고 위장으로 갈 혈액이 뇌에 집중되면서 소화 기능이 저하된다. 식사하고 나서 소화해야 할 시간에 본인이 하기를 꺼리는 일을 고민해서 하게 되면 자율신경 불균형을 가져와서 두통과 복통이 생길 수가 있다.

그럼 식사 후 부교감신경이 주로 있는 복부를 편하게 하려고 바로 자리에 앉아서 휴식하면 어떻게 될까? 자율신경 균형에는 도움이 된다. 그러나 복부 비만을 가져올 수 있다. 이럴 때 야외나 실내에서 30분 정도 천천히 걷는 것이 좋다. 복부 비만을 막고, 자율신경 균형도 함께 잡을 수 있다. 빠르게 걷기는 복부의 부교감신경 호르몬보다는 종아리, 엉덩이, 골반, 등 등이 자극되어 교감신경 호르몬이 더 많이 분비되어 소화를 방해한다. 처음엔 천천히 걷다가 소화가 조금씩 될 때 걷는 속도를 조금씩 올리는 것이 좋다. 이렇게 하면 몸의 기관들이 거부반응 없이 조화롭게 움직여서 병이 생기지 않는다. 식후 걸을 때도 실내보다는 야외가 더 좋다. 햇빛을 보면 우울한 기분이 사라지고 행복 호르몬인 세로토닌이 분비되기 때문에 심리적으로 안정감을 준다.

식후가 아닌 평상시에 일할 때 두통과 복통이 생길 때도 있다. 두통과 복통이 오면 자리에서 일어나서 '호흡을 깊고 천천히 하면서 빠르게 걷기'를 해보자. 의식적으로 호흡을 깊고 천천히 하면 부교감신경이 작동하여 자율신경이 균형을 잡는다.

빠르게 걷기를 함께 하면 심장으로의 혈액 순환 기능을 개선하여서 머리에 쏠리는 신경을 발, 다리, 엉덩이, 허리와 등으로 분산시켜 두통과 복통을 누그러뜨리는 효과가 생긴다. 빠르게 걷기를 하면 발바닥 지압으로 발바닥에 많이 분포하고 있는 부교감신경을 자극하여 교감신경이 진행시킨 불안과 예민함을 완화해 준다.

골몰하던 문제가 해결되지 않으면 빠르게 걷기를 통해 긴장을 풀어 주는 것도 효과가 있다. 실제 그런지 직접 테스트 해봤다. 사무실에서 일하다가 엑셀 함수인덱스 매치 함수를 사용할 참이었다. 전에 이해만 하고 지나갔던 건데 사용법을 보고 따라 해도 도저히 되지 않았다. 인내심이 한계에 이르도록 여러 번 해 봐도 원하는 답을 찾을 수 없었다. 포기하려다가 자리에서 일어나 10분간 사무실을 떠나 걸었다. 문제 해결이 안 될 때 걸으면 해결된다는 것을 확인하고 싶은 생각이 들었다. 생각을 비우고 10분 동안 걸었다. 걷고 나서 자리에 앉아서 다시 보니 안 보였던 것이 보였다. 쉽게 응용해서 사용할 수 있었다.

무언가 잘 풀리지 않을 때 걸으면 뇌에 집중된 교감신경에서 발바닥으로 부교감신경이 활성화하게 했다. 다리 엉덩이 허리 쪽으로 다시 교감신경이 분산되어 뇌의 긴장이 누그러지면서 전체적으로 자율신경이 균형을 잡게 되고 마음이 차분해진다. 자연스럽게 문제점이 눈에 들어오게 되고 문제를 풀 수 있을 뿐만 아니라 새로운 아이디어가 떠오르기도 한다.

걷기만 해도 엉덩이 근육이 생긴다

근육의 반 이상을 차지하는 하체 근육 중 가장 중요한 근육이 엉덩이 근육이다. 최소한 걷기에서는 그러하다. 걸을 때 넘어지지 않게 하고 몸의 균형을 잡아 주는 근육이 엉덩이 근육이다.

엉덩이 근육은 가장 표면에 있는 대둔근, 대둔근 안쪽의 바깥에 있는 중둔근, 작은 근섬유로 이루어진 소둔근이 있다. 대둔근은 척추가 똑바로 서 있도록 자세를 유지하는 역할을 한다. 대둔

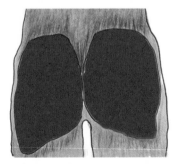 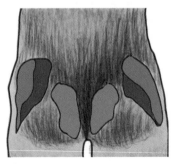

대둔근과 중둔근.

근이 약해지면 자세가 구부정해진다. 중둔근은 골반과 대퇴골을 연결해 골반을 안정화시키고 엉덩이 높이의 균형을 맞추는 역할을 한다. 허리의 무게를 중둔근이 떠받치지 못하게 되면 허리의 통증과 걸음걸이의 이상이 나타나게 된다.

물론 제2의 심장이라 불리는 종아리근육과 무릎을 보호하고 큰 힘을 내게 하는 허벅지근육도 중요하다. 하지만 걷기는 엉덩이 근육을 가장 많이 사용한다. 걷기가 안 되면 앉아 있거나 누워 있을 수밖에 없다. 걸을 수 없으면 엉덩이 근육은 근 손실로 더욱 쪼그라들고, 결국 계속 누워 있어야만 한다. 근육이 더 빠지고 골밀도가 낮아지면 골절 위험이 커진다. 골절이라도 당하면 정신은 멀쩡하지만 움직이지 못해서 요양원에서 남은 생을 불행하게 살아야 할지도 모른다.

엉덩이 근육은 걷기만 해도 생긴다. 엉덩이 근육의 중요성을 따로 강조해도 지나치지 않는다. 지금 당장 걷기부터 시작하라. 걷기만이라도 제대로 하면 달리기든 자전거 타기든 무슨 운동이라도 할 수 있다. 운동해야 장수할 수 있다.

달리기

지금 누구보다 달리기를 즐기는 나는 어릴 때 항상 꼴찌를 도맡아놓고 했다. 올림픽의 꽃인 마라톤 경기를 왜 맨 마지막에 하고, 사람들이 마라톤 TV 중계를 보면서 왜 열광하는지 대체 이해 불가였다. 달리기에 대한 내 반응이 이토록 시큰둥하였으니 여느 운동에도 관심이 전혀 없었음은 당연했다.

하지만 다이어트에 성공한 지금은 완전히 다르다. 마라톤을 중계하는 TV 화면에서 눈을 떼지 못하는 나의 머릿속은 갖가지 질문들도 가득하다. 저 선수가 저 속도로 끝까지 밀고 나갈 수 있을까, 이 선수는 왜 저 자세로 달릴까, 그룹으로 함께 달리면 어떤 유리한 점이 있을까….

나에게 있어 2019년은 나름 의미가 큰 한해였다. 그해 2월 철인3종에 입문하면서 달리기를 시작하였고, 3월 10km 달리기 대회에서 48분을 기록하며 기적을 맛봤다. 12월 풀코스를 완주했다. 다만 4시간 14분으로 '서브4'4시간 이내 완주를 하지는 못했다. 2022년에 서브4를 하고, 2023년 서울마라톤에서 3시간 25분으로 '서브330'3시간 30분 이내 완주까지 해냈다.

프로 마라토너들의 달리기 자세를 보면 따라 해보고 싶은 욕구가 솟구친다. 이렇게 저렇게 해보면서 나는 나름 경쾌하고 이쁘게 달리는 자세를 찾아본다. 부상 없이 장거리를 탄력 있고 지치지 않고 달리려면 어떻게 하는 것이 좋을지도 고민한다.

반평생 꼴찌만 하던 달리기도 해보니, 처음부터 쉬운 것은 별로 없듯 끝까지 어려운 것도 별로 없었다. 중요한 것은 달리기 재능을 찾으려 하지 말고 재능을 만들어 가면 된다. 내가 찾은 경쾌하고 이쁘고 부상 없는 달리기 자세에 대해 알아본다.

달리기 자세

달리기 자세는 걷기와 비슷한 부분이 많다. 달리기 자세의 핵심만 간추린다.

- 머리는 '경추 전만'을 유지하며, 몸과 수직이 되도록 한다.
- 시선은 전방 15m를 볼 수 있게 살짝 아래를 주시하면서 띈다.
- 가슴은 열고, 허리는 요추 전만을 유지하며 곧게 편다.
- 손은 가볍게 주먹 쥐고, 팔은 90도로 구부리고 뒤로 힘차게 친다.
- 발은 11자로 뛰고 앞에서 롤링(발구르기)을 한다.
- 무릎은 조금만 들어 올려서 잽하듯 툭툭 치며 앞으로 나간다.
- 착지는 150~155도로 무릎을 살짝 굽혀 충격을 흡수하도록 한다. 착지는 미드풋 또는 힐·미드풋을 추천한다.

* **팔치기** = 달리기 초보 때 팔을 뒤로 힘차게 치는 것이 익숙해졌다면, 실력이 늘어가면서 어깨에 힘을 뺄 수 있는 자신만의 경쾌한 팔치기를 찾아야 한다. 경쾌한 팔치기는 '팔을 위아래', '팔이 앞으로 갈 때 손을 원 그리기', '직선으로 간결하게 팔치기' 등이 있다. 정답은 없기 때문에 본인이 가장 어깨 힘을 빼면서 경쾌한 팔치기를 할 수 있으면 된다. 경쾌한 팔치기를 해야 하는 이유는 어깨에 힘을 빼기 위한 것 이외에 본인만의 리듬을 찾게 되면 달리기를 더욱더 재미있게 해주기 때문이다.

·**머리**= 경추 전만(앞으로 굽음)을 유지하며, 몸과 수직이 되도록 한다.

·**가슴**·**허리**= 견갑골을 뒤로 모아 가슴을 열고 요추 전만을 유지하며, 허리를 곧게 편다.

·**보폭**·**케이던스**·**롤링**= 처음에는 짧은 보폭과 높은 케이던스로 과도한 힐 풋 착지를 막는다. 종아리 근육이 발달하고 롤링을 하면 높은 케이던스 상태에서 보폭이 조금 더 커진다. 억지로 보폭을 늘리면 부상이 올 수 있다.

·**발**= 반드시 11자로 뛰어야 한다. 1자에 가깝게 11자로 뛰는 프로선수도 있다.

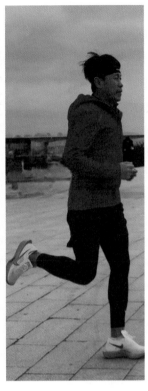

·**시선**= 전방 15m를 주시한다.

·**호흡**= 코와 입을 함께 이용하여 빠른 시간에 많은 산소를 호흡하고 내뱉는다.

·**손**= 가볍게 주먹 쥔다.

·**팔**= 90도 정도 구부리고, 뒤로 힘차게 친다.

·**고관절**= 착지 후 엄지발가락과 검지발가락을 탄력있게 밀어 고관절의 유연성을 높인다.

·**무릎**= 착지 때 무릎은 150~155도로 편다.

·**착지**= 미드풋 또는 힐·미드풋을 권장한다.

달리기 착지법

착지법은 달리기 입문자나 전문가 모두 가장 관심이 많다. 그만큼 가장 좋은 방법을 찾기 위해 지금도 논쟁 중이다. 그 와중에 힐·미드풋heel·mid foot과 미드풋mid foot이 가장 좋다는 것이 중론이다. 달리기 효율과 하체에 가해지는 충격 측면에서 그렇다.

힐풋	힐·미드풋

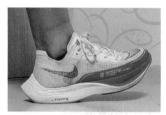
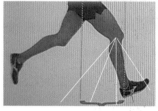

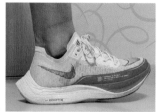
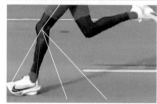

· 무릎 충격 큼	· 무릎 충격 적음
· 장경인대와 골반 충격 큼	· 장경인대와 골반 충격 적음
· 에너지 소모 큼	· 에너지 소모 적음
· 지면 접촉시간 : 0.25초	· 지면 접촉시간 짧아 관절 부하 적음
· 지면 접촉시간이 길어 충격이 오래 지속됨	· 에너지 소비 적어 덜 지치고 오래 달림
· 착지 시 무릎 각도 : 160도	· 착지 시 무릎 각도 : 155도

* 힐풋은 비추천

* 힐·미드풋은 추천

미드풋	포어풋

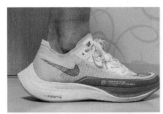

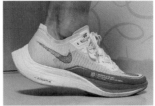

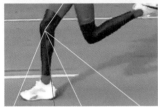

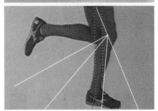

· 지면 접촉시간 줄이는 보조
  운동: 단거리 언덕 뛰어오르기,
  계단 뛰면서 오르기
· 지면 접촉시간: 0.18초
· 착지 시 무릎 각도: 150도

＊ 미드풋은 추천

· 무릎 충격 최소(종아리근육과
  아킬레스건이 충격 흡수)
· 종아리근육과 아킬레스근육
  충격이 큼(종아리근육이 튼튼
  해야 아킬레스근육 보호 가능)
· 장경인대와 골반 충격 최소
· 에너지 소모 최소
· 지면 접촉시간 : 0.12초
· 지면 접촉시간 짧아 관절 부
  하 최소
· 착지 시 무릎 각도 : 145도

＊ 포어풋은 초보자에게 비추천

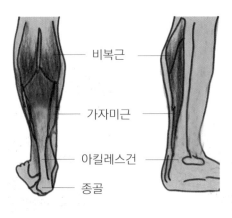

종아리 근육.

힐풋heel foot은 착지하는 순간 하체의 앞쪽에 있는 정강이와 무릎에 충격을 먼저 주고 나서, 하체의 뒤쪽에 있는 햄스트링과 고관절에 충격을 주므로 부상의 위험이 크다. 힐풋 착지는 하체에 골고루 충격을 주게 되므로 미드풋이나 힐·미드풋힐풋과 미드풋 중간으로 바꾸면 충격을 줄이고 에너지 소모도 줄일 수 있다. 힐풋 착지로 장경인대나 골반이 아픈 사람은 보폭을 좁게 하면 힐풋 착지를 미드풋 또는 힐·미드풋로 바꿀 수 있다. 미드풋과 힐·미드풋은 장경인대와 골반에 힘이 적게 전달되어 아프지 않게 된다. 나는 주말마다 달리기를 하는데, 함께 뛰는 두 분이 힐풋에서 힐·미드풋 착지법으로 변경하게 해서 장경인대와 골반 통증이 사라지는 것을 확인했다.

포어풋fore foot은 착지 후 뒤꿈치가 바닥에 닿지 않아야 하므로 아킬레스건과 종아리근육의 가자미근이 발달한 선수들에게 적합한 착지법이다. 가자미근은 종아리 바깥쪽 근육인 비복근의 안쪽에 있는 근육이며 아킬레스건에 붙어 있다.

단거리에 적합한 포어풋 착지로 장거리를 뛰면 달리기의 경제성은 좋으나 가지미근과 아킬레스건에 무리가 갈 수 있으니 충분히 종아리근육을 만들고 나서 포어풋 착지로 바꾸는 것이 좋다.

2010년 미국 하버드대 다니엘 리버만 교수는 착지법에 따른 충격 변화를 실험했다. 리어풋rear foot, 힐풋이 포어풋과 미드풋에 비해 충격이 더 큼을 확인했다. 그럼 포어풋과 미드풋은 왜 힐풋리어풋보다 충격이 적을까?

힐풋 착지는 지면에 가장 먼저 닿는 부분이 힐뒷꿈치이다. 힐에 받는 충격이 고스란히 정강이와 무릎에 전달된다. 그리고 힐풋은 지면 접촉시간이 0.25초로 포어풋 0.12초와 미드풋 0.18초보다 더 길기 때문에 충격이 더 오래 간다. 정강이와 무릎에 받은 충격이 햄스트링과 고관절까지 전달되기 때문에 충격이 더 클 수밖에 없다. 포어풋은 종아리근육과 아킬레스건에 짧은 지면 접촉시간 동안 충격을 가하고, 미드풋은 상대적으로 짧은 지면 접촉시간 동안 하체 근육 전체에 고루 충격을 분산시켜 준다.

경쾌하게 그리고 앞으로 뛰어라

'그냥 뛰면 되지, 경쾌하게 뛸 필요있어'라고 생각할 수도 있다. 하지만 경쾌하게 그리고 앞으로 성큼성큼 뛰는 사람을 보면 부러움에 눈이 가게 된다. "와 저 사람은 뛰는 자세를 보니 분명 선수일 거야"라고 멋있다고 생각해 본 적이 있을 것이다. 79쪽의 '달리기 자세'와 80~81쪽의 '달리기 착지법' 표를 보면 감을 어느 정도 잡았을 것이다.

달리기 자세에서 가장 중요한 것이 발 모양이다. 살짝 팔자로 뛴다고 하더라도 달리면서 11자 발 모양을 의식하면 서서히 교정할 수 있다.

하지만 왜 경쾌하게 그리고 앞으로 뛰어야 할까? 최소의 에너지로 부상없이 달리기 위해서이다.

달리기를 막 시작한 러너는 '경쾌하면서 앞으로 뛴다는 것'을 이해하기 어려울 수 있다. 아래 내용이 어렵다고 생각되면 시간이 조금 흐른 뒤 이 부분을 다시 읽으면 쉽게 이해될 것이다.

어렵게 느낄 수 있는 주인공은, '지면 접촉 시간', '수직 진폭',

'수직 비율'이다. 결론부터 이야기하자면, 지면 접촉 시간은 짧을수록 좋고, 수직 진폭은 작을수록 좋다.

지면 접촉 시간은 발이 지면에 닿아 있는 시간인데, 지면에 접촉해 있는 시간이 짧을수록 에너지 소모가 적고, 경쾌하게 달릴 수 있게 된다.

수직 진폭은 뛸 때 지면에서 얼마나 높이 올라가는지를 나타내고, 위로 높게 뛰면 수직 진폭이 커지게 된다. 수직 진폭이 커지면 착지할 때 몸에 충격이 더 많이 가해진다. 또한 앞으로 달리는 데 거리 손실이 발생하게 된다.

여기까지 잘 따라왔다면 이미 90점은 받은 셈이다. 나머지 10점은 '수직 비율'이다.

'수직 비율'은 '수직 진폭'을 보폭으로 나눈 것이다. 달리기 효율을 나타내는 수직 비율이 낮다고 항상 좋은 것은 아니다. 수직 비율달리기 효율이 낮더라도 수직 진폭이 높다면 그만큼 착지 때 충격이 더 클 수 있다는 것이다. 당연히 달리기 기록만 본다면 수직 진폭지면에서 높이이 커져도 보폭이 상대적으로 더 커지면 기록이 더 좋아지고 수직 비율이 더 낮아진다. 하지만 건강을 위해서 달리는 사람에게는 수직 진폭이 커질수록 몸에 충격이 더 크기 때문에 좋지 않다.

'다이나믹스 팟'으로 직접 '지면 접촉 시간'과 '수직 진폭'을 측정하고 깨달은

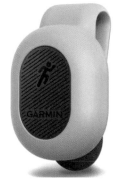

다이나믹스 팟.

날짜	2021년 1/24	2021년 1/31	변화	변화율	인사이트
10km속도(분)	45	44	1	2.2%	속도가 빨라짐
지면접촉시간(초)	0.246	0.252	-0.006	-2.4%	충격이 2.4% 커짐
수직 진폭(cm)	6.98	7.13	-0.15	-2.1%	충격이 2.1% 커짐
보폭(cm)	125	131	6	4.8%	보폭이 4.8% 커짐
수직비율 (수직진폭/보폭 =달리기효율)	5.6%	5.4%	0.14%	2.5%	위로 2.1% 높게 뜀 보폭이 4.8% 커짐 달리기 효율은 2.5% 좋아짐
에너지 효율					10km를 1분(2.2%) 더 빨리 달리기 위해서 지면에 2.4% 더 머물고, 위로 2.1% 높게 뛰면 몸에 충격이 더 커지면서 에너지 손실이 커짐.
달리기 훈련방향					종아리근육 보강 운동을 해서 지면 접촉 시간을 줄여야 함. '위'가 아닌 '앞'으로 뛰도록 조금 더 신경쓰기. 위로 2.1% 높게 뛰면 에너지 손실 커짐.

다이나믹스 팟으로 직접 측정하고 깨달은 것들.

것을 표로 만들었다. 이 표를 보면 이해가 쉬울 것이다. '다이나믹스 팟'은 스마트워치를 구입할 때 증정받은 것이다.

　자세히 표를 이해하려고 했다면 '지면 접촉 시간'과 수직 진폭이 중요하다는 것을 알았을 것이다. 그럼 지면 접촉 시간을 줄이려면 어떻게 해야 할까?

지면 접촉 시간을 줄이기 위한 보조 운동을 해야 하는데, '닫기리 언덕 뛰어오르기', '계단 뛰면서 오르기' 등이 있다. 천천히 뛰면 지면 접촉 시간이 늘어날 수도 있지만, 오르막 훈련을 많이 한 러너는 조깅할 때도 0.22초를 넘지 않는다고 한다.

지면 접촉 시간이 줄면 달리기 속도가 빨라지고 보폭이 커지고 고관절과 무릎에 가해지는 스트레스도 낮아질 수 있다.

빠른 속도로 뛸 필요가 없는 사람은 이 보조 운동이 필요 없다고 생각할 수 있겠지만, 지면 접촉 시간을 줄이는 보조 운동으로 튼튼한 종아리근육이 하체에 가해지는 충격을 흡수함으로써 부상을 더욱더 예방할 수 있다.

결론적으로, 달리기 효율수직 비율을 올리되, 수직 진폭지면에서 올라가는 높이은 올리지 않도록 노력해야 한다. 마라톤 세계 신기록 보유자 킵툼은 달릴 때 수직 진폭이 타 선수들보다 낮고, 보폭은 190cm로 넓은 편이다. 지면 접촉 시간은 착지법과도 연관이 있어서 지면 접촉 시간을 줄이는 보조 운동을 해서 힐풋이 아닌 힐·미드풋이나 미드풋으로 전향할 수 있다. 지면 접촉 시간이 줄어들어 에너지 효율이 좋아지면, 달리기 속도가 빨라지고 적은 부하로 달릴 수 있다. 넓은 보폭, 낮은 수직 진폭, 짧은 지면 접촉 시간은 러너의 로망이라고 할 수 있다.

나만의 호흡법을 찾아라

모든 운동이 그러하듯이 호흡이 가장 중요하다. 호흡이 안 되면 계속할 수 없고, 호흡이 거칠면 오래 하지 못한다. 호흡이 편해지면 마라톤도 편하게 달릴 수 있다.

달릴 때는 리듬에 맞춰 자기 몸과 소통해야만 한다. 소통을 잘하려면 호흡이 편해야 한다. 코로만 호흡하며 달리는 것은 한계가 있다.

가장 좋은 호흡법은 코와 입으로 함께 하는 것이다. 달리지 않을 때 코로 호흡하면 깊은 복식호흡이 가능해져서 좋은 호흡법이라 할 수 있다. 달릴 때는 짧은 시간에 많은 산소를 들이마셔야 하므로 코와 입 동시 호흡이 더 효율적이다. 코·입 동시 호흡을 할 때 배 깊숙한 곳까지 호흡하는 느낌으로 한다.

나는 조깅 페이스로 달릴 때는 4·4 호흡한 번 들숨을 발 네 번에 나누어 하고, 그다음 한 번 날숨을 발 네 번에 나누어 함을 하다가 속도를 조금 올릴 때는 3·3 호흡발 세 번에 한 번 들숨, 그다음 발 세 번에 한 번 날숨을 한다. 속도를 더 올릴 때는 2·2 호흡발 두 번에 한 번 들숨, 그다

유발 두 번에 한 번 날숨을 한다. 폐활량 등 개개인의 신체조건이 달라서 자기만의 방법을 찾아야 하고, 가장 편안하게 호흡할 수 있다면 그 방법이 자신의 호흡법이 된다.

조깅 페이스로만 뛸 때는 호흡법이 필요 없다고 생각할 수 있다. 천천히 뛰기 때문에 호흡이 거칠어지지 않고 어떻게 호흡하는지 몰라도 뛸 수 있기 때문이다. 하지만 풀코스 마라톤 대회에 참가한다면 사정이 달라진다. 마라톤은 조깅 페이스로만 달리지 않는다. 또 달리기 매력을 알게 되면 당연히 달리기 속도가 빨라지게 된다. 빨라진 속도에서의 호흡법과 조깅 페이스의 호흡법은 다르다. 조금이라도 빠르게 달리면 본인의 호흡 소리를 듣게 된다. 그때 가서 자신만의 호흡법을 찾아도 늦지는 않다. 다만 미리 본인의 달리기 호흡법을 알고 있으면 그만큼 자신을 더 이해하고, 자신과 쉽게 소통할 수 있다.

그리고 4·4나 3·3, 2·2 호흡할 때 본인이 숨을 들이마실 때 어떤 발에서 시작하고, 숨을 내쉬는지를 관찰해 보자. 만약 왼발에서 내쉬기를 시작한다면 오른발에서 숨을 내쉬도록 반대로 호흡해 보자. 번갈아 해보면서 어떤 것이 자기한테 더 편한 호흡인가를 알아보면 재미있다. 마라톤 대회에서 2·2 호흡법으로 달릴 때 들숨 시작하는 발을 좌우 번갈아서 해보면 약간의 신선함도 생기고 또 다른 에너지가 생기는 것도 경험할 수 있다.

1km를 멈추지 않고 계속 뛴다는 게 상상이 안 되었던, 달리기 만년 꼴찌였던 내가 철인3종을 한다면 믿겠는가.

철인3종에 입문한 이상 달리기를 하지 않을 수 없게 된 나는 무동력 트레드밀로 시작했다. 동력 트레드밀은 모터가 돌려주기 때문에 실제 마라톤 대회와 이질감이 생기고 운동 효과는 무동력 트레드밀에 미치지 못한다. 무동력 트레드밀의 큰 장점은 실제 달리기보다 25% 더 좋은 기록이 나온다. 무동력 트레드밀에서 10km를 60분 나오는 속도로 달렸다면 실제 마라톤 대회에서는 45분의 기록이 나오게 된다.

나는 무동력 트레드밀에서 예비 철인 2명과 나란히 같이 뛰었다. 이들은 80분 동안 쉬지 않고 천천히 뛰고 있었는데, 나도 똑같이 시작해서 똑같이 80분 동안 뛰었다. 정말 힘들었다. 중간에 멈추고 싶었으나 끝까지 뛰어야 한다는 의지가 더욱 강했다. 포기하지 않고 80분을 뛰었는데, 그 한 번의 80분 뛰기가 달리기의 호흡을 트게 한 계기가 됐다. 정말 감동이었다!

달리다 힘들면 '명상런'을 하라

힘들이지 않고 뛸 수는 없을까? 사실 이 말은 형용모순이다. 뛰는데 어떻게 힘이 안 들겠는가. 다만 힘을 '적게' 들이고 '오래' 달릴 수 없을까로 하는 게 맞을 듯싶다. 이는 달리기 입문자의 로망이다.

수영은 물에 조금 익숙해지면 힘을 거의 들이지 않고서 할 수 있다. 빠르게 팔을 젓지 않고 호흡을 편하게 하면 호흡이 평지에서 하는 것처럼 자연스러워져 호흡하는 자체를 느끼지 못하게 된다. 이렇게 수영을 하면 시간당 운동 효과는 분명 떨어지지만 호흡하는 것을 잊고서 1시간이든 2시간이든 계속 수영할 수 있게 된다.

그렇다면 오래 달릴 때도 수영처럼 달리고 있다는 사실을 잊어버릴 수는 없을까? 달릴 때의 호흡을 평지에서 무의식적으로 숨 쉬는 것처럼 편안하게 호흡하고 힘들이지 않고 뛸 수는 없을까?

나는 가능하다고 본다. 바로 '명상런run'을 하면 된다.

달릴 때 뛰고 있는 것을 잊기 위해서 그리고 내 주변의 모든 걸

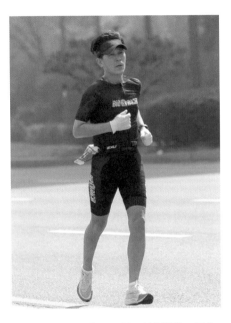
필자가 달리기하는 도중 명상련하는 모습.

잊어버릴 수 있도록 생각을 비우고 마음이 빈 상태를 만들어야 한다. 이런 상태는 '무상무념'의 상태이다. 이 무상무념의 경지는 생각이 없어지고 많이 뛰어도 많이 뛴 것 같지 않게 느끼고 별로 지치지 않게 되는 명상에 이르는 단계이다. 뛰면서 명상할 때는 눈에 힘을 빼고 실눈 정도로 작게 뜨고서 뛰는데 호흡에 몰두하면 된다.

명상冥想의 명 자는 어두울 명이다. 명상의 사전적 의미는 '눈을 감고 차분한 마음으로 깊이 생각함'이다. 눈을 감는 것은 시야가 어두워져야 쉽게 명상이 되기 때문일 거다. 하지만 달리기는 눈을 감고서 할 수는 없다. 다만 실눈을 뜨고서도 충분히 가능하다. 실눈을 뜨고서 온전히 호흡에 몰두하고 일절 생각이 없는 무념무상의 상태가 되는 순간에 명상 효과가 가장 커진다. 그럴 때 주변에 대한 인식이 전부 사라지고 시간 개념도 사라질 수 있다.

무념무상의 경지에 들어가는 것이 익숙해지면 달리기 초보도 21.1km 하프 거리는 어려움 없이 조깅 페이스로 달리기가 가능

Splits

KM	PACE		ELEV	HR
1	5:24		1	138
2	6:10		-5	141
3	4:33		-0	148
4	4:38		-12	155
5	4:31		-1	157
6	4:38		6	159
7	4:47		4	160
8	4:46		-9	159
9	4:45		13	155
10	4:49		13	158
11	4:50		-4	160
12	4:52		3	152
13	4:52		-0	151
14	4:44		0	155
15	4:47		0	157
16	4:44		-3	163
17	4:47		5	160
18	4:48		-2	156
19	4:56		1	150
20	4:43		-1	159

[1~20바퀴]

KM	PACE		ELEV	HR
21	4:47		0	159
22	4:37		-1	157
23	4:40		-1	153
24	4:42		2	160
25	4:42		-1	152
26	4:42		2	158
27	4:38		-1	156
28	4:47		-1	156
29	4:48		1	161
30	4:40		-1	156
31	4:50		-4	155
32	4:52		3	157
33	4:52		3	159
34	4:47		-2	159
35	4:44		0	159
36	4:52		-1	159
37	4:47		1	160
38	4:53		1	158
39	4:56		-1	153
40	4:56		1	152

[21~40바퀴, 31~40바퀴는 명상런 시도]

해진다. 그리고 풀코스 마라톤의 마지막 10km는 인내하면서 뛰어야 하는데, 이때 '명상런'을 하면 달리는 속도가 줄 수 있지만 그 고통은 잊을 수 있게 된다.

명상런은 달리면서 시계를 자주 보면 명상에 집중할 수 없다. 명상런은 한편으로는 휴식하며 달리는 것이다. 시계를 자주 보면 속도에 미련이 생기거나 다른 잡념이 생기기 때문에 명상을 할 수 없게 된다. 힘들지 않다면 끝까지 원하는 페이스로 들어오면 되지만, 힘이 들어 포기하고 싶을 때는 명상런이 도움이 많이 될 것이다.

일반적으로 명상런을 하면 달리는 속도가 조금 느려진다. 심신이 이완되어 아주 편안한 상태에서 달리기 때문이다.

나는 속도를 늦추지 않고 명상런이 가능한지 시험해 보았다. 2024년 2월 4일, 인천아시아드 경기장에서 트랙 100바퀴 40km 를 뛰었다. 100바퀴 중 마지막 10바퀴 4km에서 명상런을 시도했다. 힘이 들어 명상런을 하고 싶었다. 물론 페이스를 늦추지 않고 명상런을 해보고 싶었다.

결과적으로 페이스는 늦추지 않고 유지는 했으나, 명상런이 제대로 되지 않았다. 워치의 페이스를 보면서 페이스를 유지하고 명상런을 하는 것이 쉽지 않다는 것을 깨달았다. 〈93쪽 Splits 참조〉

마라톤 완주에 필요한 에너지젤은 몇 개?

사람들은 오해한다. 마라톤 하는 사람은 물만 마시고도 풀코스를 완주해야 하는 게 아니냐고. 나도 달리기에 입문하기 전에는 그렇게 생각했다. 풀코스를 완주하는 사람은 강해야 하고, 먹지 않고서도 할 수 있는 걸로 생각했다.

하지만 그 생각이 바뀌기까지는 많은 시간이 필요하지 않았다. 마라톤 대회를 준비하면서 곧바로 생각이 바뀌었다.

일반인은 잘 먹어도 마라톤을 완주할 수 없다. 반면에 '마라톤을 완주해본 사람은 잘 먹고 마라톤 경기를 끝까지 할 수 있다.'

자, 그럼 마라톤 대회에서 뭘 얼마나 먹어야 할까.

달리기를 조금이라도 해 본 사람은 '카보로딩Carbo-loading'이란 단어를 들어 봤을 것이다. 1967년 스웨덴 생리학자 헐트만이 고안한 방법으로, 카보네이트, 즉 탄수화물민 섭취하여 달리기할 때 에너지원으로 사용하는 것을 말한다. 일요일 대회라면 전주 월요일부터 수요일까지 3일 동안 단백질만 섭취하고, 목요일부터 토요일까지 3일 동안 탄수화물만 섭취하여 달리기할 때 탄수화물이 에너지원으로 사용할 수 있는 상태를 만드는 것이다.

　이론은 이렇다. 하지만 누구나 이렇게 하면 좋겠지만 실행하기가 쉽지 않다. 효과를 극대화하려면 본인에 맞는 카보로딩 방법을 찾아야 한다. 대회 전에 카보로딩을 하여 몸에 에너지를 충분히 비축하고, 대회 중에는 계속 에너지젤을 먹으며 피니시 라인 전까지 몸이 멈추지 않게 해야 한다.

　쉽게 따라 할 수 있는 대회 전 나의 카보로딩 방법을 소개한다.

　· 카보로딩 : 월~수 단백질 70% + 탄수화물 30%, 목~토 탄수화물 100%
　· 수분로딩 : 월~토 계속 충분히, 토요일 이온음료 1.5L
　· 대회 : 일요일

　그러면 마라톤을 뛰면서 에너지젤 몇 개를 먹어야 할까? 보통 달리기 전 글리코겐이 근육에 300~400g1200~1600kcal과 간에 75~100g300~400kcal이 저장되어 있다. 이 글리코겐은 30km 가량 뛰면 거의 소진된다. 체내 글리코겐 저장량을 보면, 혈중 포도당 5g20kcal, 간 글리코겐 75~100g300~400kcal, 근 글리코겐 300~400g1,200~1,600kcal이다.

　그런데 마라톤을 완주하려면 피니시 라인까지 12.2km를 더 달려야 한다. 에너지원이 없다? 더 이상 뛰지 못하고 서야 할지도 모른다. 체지방은 천천히 움직이는 힘에 쓰이므로 달리기에 적합한 에너지로 전환하기가 어렵다. 해서 에너지젤을 먹어야 한다. 에너지젤은 분해 과정이 단순해서 몸에 바로 흡수되어 에너지원인 당분을 제공한다. 다이어트에는 적이 되지만 지구력을 요구하는 운동에는 당분이 꼭 필요하다.

참고로, 다이어트에는 단순당단당류, 이당류보다 복잡한 분해 과정을 거쳐 천천히 몸에 흡수되는 복합당다당류과 식이섬유가 유리하다.

다만 에너지젤은 에너지가 고갈되기 직전에 먹게 되면 몸에서 즉각 반응하지 못하기 때문에 미리 먹어서 에너지가 몸 전체에 골고루 전달되도록 해야 한다. 에너지젤이 묽게 만들어진 제품은 물을 거의 마시지 않아도 되지만, 농도가 진한 에너지젤은 1포무게가 38g~45g 섭취할 때 약 3배120ml의 물을 마셔야 몸에 흡수가 빠르다.

마라톤 대회 중에 필요한 에너지젤 : 5포
· 42.2km 필요 에너지 : 2500kcal(2400~3000kcal)
· 30km   필요 에너지 : 1800kcal

→ 체내 글리코겐 저장량 : 1800kcal (1520~2020kcal)

· 12.2km 필요 에너지 : 700kcal

→ 필요 에너지젤 : 730kcal(아미노바이탈5000 1개,
180kcal, 출발 전 복용) + 에너지젤 5포(550kcal,
대회 중 복용)

마라톤을 완주하면 에너지가 2400~3000kcal를 소모한다. 경제적으로 달려서 2500kcal가 필요하다고 하자. 30km를 몸

에 저장된 글리코겐 힘1800kcal으로 달린다고 해도 남은 12.2km에 약 700kcal의 에너지가 필요하다. 달리기 전에 아미노바이탈 5000 1포180kcal를 먹고, 매 8km마다 에너지젤110cal 1포를 먹어서 총 5포의 에너지젤을 먹어야 한다. 아미노바이탈 180kcal와 에너지젤 550kcal를 합치면 730kcal의 에너지를 내므로 글리코겐이 소모되는 30km 이후에 남은 12.2km를 달릴 수 있다.

물론 근육이 많고 효율이 좋은 러너는 에너지젤을 5포가 아닌 2포만 먹고도 서버3시간 이내 완주를 하는 경우도 있다.

왜 이렇게 많이 먹느냐고 질문할 수 있겠지만, 차가 움직이려면 기름이 필요하듯이 러너가 달리려면 에너지가 필요한 것이 당연하다.

걷기와 달리기는 같다?

걷기와 달리기는 매우 닮았다. 빠르게 걷기에서 속도를 조금만 더 빨리하면 조깅, 조깅에서 속도를 더 빨리하면 달리기가 된다.

이 유사성 때문에 필요한 장비도 같다. 러닝벨트, 스마트워치, 러닝화, 스포츠고글, 헤어밴드 등의 장비는 걷기나 달리기할 때 공통으로 쓸 수가 있다. 운동 자세 역시 거의 같다. 머리, 시선, 허리, 손, 발의 자세는 걷기나 달리기가 같다. 무릎 자세도 아주 비슷하다. 걷기나 달리기는 모두 똑같이 발을 앞으로 들고서 무릎을 잽을 하듯 툭툭 던지듯 앞으로 보낸다.

걸을 때 무릎을 완전히 펴서 착지하라는 전문가가 있다. 이때 조심해야 한다. 자칫 발이 이동하며 펴진 무릎으로 바닥을 끌면서 넘어질 수 있다. 그리고 무릎을 180도로 편 상태에서 착지하면 무릎이 몸 앞쪽으로 꺾여 다칠 수 있다. 무릎을 180도로 펴서 걷는 게 정석이라고 하기엔 뭔가 부족하다. 착지에서 무릎 각도는 걷기의 경우 170도, 달리기의 경우 145~155도로 펴는 것이 바람직하다.

달리기가 걷기보다 다이어트 효과가 더 뛰어나다고 한다. 걸을 때는 지면에 항상 한쪽 발을 딛고 있어야 한다. 반면 달리기는 한발을 지면에 내딛다가 곧바로 두 발 모두 공중에 떠 있게 된다. 달리기가 걷기보다 에너지 소모가 더 큰 이유는 짧은 시간 동안이지만 공중에 두 발을 띄울 때 에너지 소모가 더 크기 때문이다.

하지만 내가 측정한 결과 매우 빠르게 걸으면 조금 빠르게 달릴 때와 에너지 소모가 비슷하다. 내가 직접 가민 935 워치로 측정해서 만든 표를 보자. 매우 빠르게 걷기7분/km는 한 시간에 757kcal가 소모되며, 조금 빠르게 달리기4분 36초/km는 752kcal 소모가 되는 것을 알 수 있다.〈101쪽 표 ‘소모 kcal(4종 운동)’ 참조〉

걷기는 달리기와 분명 똑같지는 않다. 하지만 걷기가 숙달되어 빠르게 걷기가 가능하면 조깅의 기초를 모두 마련한 셈이다. 조깅에 조금 익숙하면 달리기는 그냥 된다. 빠르게 걸으면 발을 지면에서 떼는 순간에 힘차게 지면을 밀어내기 때문에 달리기할 때 롤링에 도움이 되고, 발목 가동성이 좋아져 발목 부상 위험이 낮아진다. 그리고 수영에서 킥할 때 수면 아래로 발목 스냅 힘으로 물을 짧고 강하게 차야 하는데, 좋은 발목 가동성은 수영 킥에도 도움된다. 사이클 페달링 할 때 발목 가동성이 좋아져 사이클을 잘 탈 수 있게 해준다. 따라서 빠르게 걷기는 조깅의 자녀이고, 달리기의 손자이며, 수영과 사이클의 사촌으로 비유하고 싶다.

달리기를 효율적으로 하기 위해서 좋은 자세가 필요한데, 이 자세는 올바른 걷기 자세에서 비롯된다. 장비가 같고, 자세도 경추 전만과 요추 전만을 기본으로 하며, 손과 발의 자세도 같다. 이만큼 같은 게 많다면 걷기와 달리기는 거의 같다고 할 수 있다.

[소모 kcal(4종 운동)]

체중 기준 : 70kg

종 목	kcal／시간	페이스
달리기(매우 빠르게)	**879**	**4분18초/km**
달리기(빠르게)	863	4분22초/km
달리기(조금 빠르게)	752	4분36초/km
달리기(보통)	736	5분32초/km
달리기(조깅)	683	5분40초/km
달리기(조깅)	675	5분49초/km
사이클(빠르게)	**730**	**35.9km/h**
사이클(조금 빠르게)	726	29.4km/h
사이클(보통)	496	24.0km/h
사이클(보통)	494	23.6km/h
사이클(느리게)	483	21.2km/h
사이클(느리게)	422	19.7km/h
수영(빠르게)	**675**	**1분46초/100m**
수영(조금 빠르게)	660	1분49초/100m
수영(보통)	640	1분52초/100m
수영(보통)	621	1분57초/100m
수영(보통)	623	1분59초/100m
수영(느리게)	618	2분3초/100m
수영(느리게)	574	2분5초/100m
수영(느리게)	560	2분8초/100m
빠르게 걷기(매우 빠르게)	**757**	**7분00초/km**
빠르게 걷기(빠르게)	582	7분44초/km
빠르게 걷기(조금 빠르게)	432	8분32초/km
빠르게 걷기(보통)	341	9분57초/km
걷기	293	12분17초/km
걷기(천천히)	234	14분52초/km

걷기와 달리기는 얼마나 하면 좋을까

    모든 사람은 제각기 다른 조건을 가지고 살아가고 있다. 과체중인 사람, 정상 체중인 사람, 저체중인 사람, 무릎 관절이 좋지 않은 사람과 정상인 사람이 있다. 그리고 근육이 많으면서 과체중인 사람, 근육이 부족하면서 과체중인 사람과 저체중인 사람 등 경우의 수가 많다. 그러다 보니 일률적으로 얼마만큼 걷고 달리는 것이 가장 좋다고 말할 수 없다.

    먼저 움직이는 속도가 무릎에 가해지는 충격은 비례한다는 걸 이해해야 한다. 걷기는 한 발이 지면에 붙어 있을 때 다른 한 발이 앞으로 나가면서 착지한다. 천천히 걷고 사뿐히 착지할 때 체중의 0.5배만큼 충격이 생긴다. 한 발이 이미 지면에 있어서 다른 한 발이 체중의 반만큼 충격이 생긴다. 빠르게 걸을수록 몸의 균형을 빨리 잡아야 하고 지면을 내딛는 힘도 커져야 한다. 사람마다 빠르게 걷는 속도가 다르고 체중과 자세가 달라 충격이 일률적이지는 않지만 빠르게 걷더라도 부하가 달리기만큼 걸리지 않기 때문에 많이 걷거나 빠르게 걸어도 안전하다고 할 수 있다.

    따라서 걷기는 무릎이 아프지 않은 사람은 매일 해도 되지만, 무릎이 조금 아픈 사람은 빠르게 걷기보다는 천천히 걷기를 해야 한다. 무릎이 많이 아픈 사람은 천천히 걷더라도 주의해야 하고, 걷기보다는 실내자전거나 수영으로 근육을 보강하는 것이 우선되어야 한다.

    과체중이면서 무릎이 아픈 사람은 식단 다이어트로 5%의 체중

[적당한 걷기 운동량]

걷기는 무릎이 좋지 않은 사람은 수영, 자전거 등으로 허벅지 근육을 강화한 후 5천 보부터 걸으면 된다. 무릎이 건강한 사람은 만 보 이상 걷는 것이 좋으며, 2만 보 내외까지 걷는 것이 가장 좋다. 하체 근력 강화 목적으로 '매우 빠르게 걷기'를 2만 보 이상 하는 경우는 걷는 중간에 휴식이 필요하다.

'매우 빠르게 걷기'는 km를 7분 이하 페이스로 걷는 것을 말한다. 매우 빠르게 걷기는 달리기만큼 땀이 많이 흐른다. 매우 빠르게 걷기는 주 4회만 해서 신체가 휴식하는 시간을 줘야 한다. 주 4회를 2만 보 이상 매우 빠르게 걷기를 했다면, 나머지 3일은 보통 걷기를 해서 근육이 쉬도록 해야 한다.

을 감량하는 동안 실내자전거나 수영으로 허벅지 근육을 보강해야 한다. 그 다음 천천히 걷기를 하면서 지속적으로 체중 감량되는 걸 확인한 후 빠르게 걷기를 한다.

빠르게 걷기를 하면 발족저근, 정강이전경골근, 종아리비복근과 가자미근, 허벅지대퇴사두근, 엉덩이대둔근, 배복근, 등등근육이 고루 발달한다.

무릎이 좋지 않은 사람은 하루에 아프지 않을 만큼 천천히 5천 보 내외로 걷는 것이 좋다. 체중 감량과 동시에 근육이 생기기 시작하면 조금씩 늘려서 만 보 이상으로 걸으면 된다. 다이어트 목적으로 하는 무릎이 건강한 사람은 단계별로 걸음 수를 늘려 가면 된다. 처음에는 만 보로 시작해서 걷다 보면 하체 근육이 발달해 가는 것을 알 수 있다. 점점 만 오천 보로 올리다가 이만 보까지 걸으면 다이어트 효과도 극대화한다. 근육이 생기고 걷기가 익숙해지면 빠른 걷기가 가능해져 시간 여유가 있는 날에는 쉽게 이만 보 이상을 걸을 수 있다.

직장인의 경우, 출근길에 가까운 거리는 이동 수단으로 걷고, 점심 식사 후 휴식 시간에 걷고, 저녁에 퇴근길에도 일부 걷다 보면 만 오천 보는 어렵지 않게 달성할 수 있다. 하지만 이만 보를 걷는 것은 쉽지 않다. 이만 보를 걷기 위해서는 걷는 속도가 빨라져야 함을 알 수 있다. 물론 개인적으로 운동할 시간이 많은 사람이 빠른 속도로 더 많이 걸으면 이만 보 이상도 가능하다.

달리기는 얼마나 하면 건강에 가장 좋을까. 천천히 달리는 조깅은 두 발이 공중에 떠 있다가 한 발이 몸 중심선 앞에서 착지한다. 몸을 위로 높이 뛰지 않고 적은 힘으로 바닥을 미는 조깅은 약 3배의 수직 충격이 생긴다. 빠르게 달리면 4배 이상의 수직 부하가 생긴다.

건강을 위해서라면 조깅 페이스로 월 300km 이내로 뛰는 것이 좋다. 월 300km 이상 빠른 속도로 뛰어서 부상을 겪고 있는 러너를 너무나 많이 봐 왔다. 서브3(3시간 이내)을 완주하기 위해 500km 이상 뛰는 러너에게 그 고통을 감내하는 인내는 칭찬해 주고 싶으나, 부상이 생길 때마다 어떻게 감당할지 걱정된다. 자주 부상을 겪으면 본인의 운동 수명이 짧아지기 때문에 오래도록 운동할 수 없게 된다.

물론 한 달에 조깅 페이스로 500km를 달리고도 부상 없이 달리는 사람도 있다. 부상이 없는 이유는 사이클, 수영, 등산 등을 꾸준히 해서 허벅지, 종아리, 엉덩이 근육이 이상적으로 발달되어 있고, 달리기 자세가 좋고, 체중이 적게 나가기 때문이다.

65세에 아주 효율적으로 달리면서 부상 없이 서브3<small>3시간 이내에 풀코스 완주</small>를 하는 분이 계신다. 화·목·토·일 일주일에 4일만 달린다. 화·목·토는 10km를, 일요일은 26km 또는 39km를 달린다. 다만 화요일은 언덕으로 업힐 훈련을 하고 허벅지근육을 강화한다. 목요일은 빠른 속도로 달리고 토요일과 일요일은 조깅 페이스로 천천히 달린다. 일주일 달리는 거리는 56km 또는 69km로 평균 62km이다. 한 달을 4주로 가정하면 248km로 300km를 못 미치는 거리로 달리기 양은 지나친 수준은 아니다. 그리고 목요일 10km만 빠르게 달리고, 화요일·토요일·일요일은 무리하지 않으면서 달리고, 월요일·수요일·금요일 3일은 휴식한다. 건강과 기록 두 마리 토끼를 모두 잡은 셈이다. 하지만 이 분이 70세 또는 더 많은 연세에는 목요일 빠르게 달리기를 조깅 페이스로 바꾼다면 더욱 건강하게 오랫동안 달리기를 할 수 있을 것 같다.

또 다른 300km 이하 달리기가 건강에 이로운 사례를 보자. 2023년 미국 교포 김명준 씨는 올해 80세 나이에 풀코스 마라톤을 100회 완주했다. 80세 이상 남자부에서 4시간 12분 기록으로 1위를 했다. 마라톤 대회는 1999년 56세의 나이에 처음 참가했다. 24년 동안 마라톤 최고 기록은 3시간 20분대라고 한다.

고령에도 불구하고 젊은이처럼 달릴 수 있는 비결은 무리하지 않는 달리기 강도와 운동량, 그리고 달리기에서 만들 수 없는 근력운동이다. 평소 주 2회 근력운동, 주 70km 달리기를 통해 지구력을 유지해오고 있다.

달리기만 하면 하체 근육이 부분적으로 빠질 소지가 있어서 자전거 타기, 계단 오르기 등의 기타 근력운동을 하는 것이 바람직하다. 특히 무릎 위 허벅지 근육이 잘 발달되어 있어야 무릎 부상을 막을 수 있다. 주 70km는 월 300km 이내의 거리이기 때문에 고강도 달리기 훈련이 아닌 지구력을 위한 달리기는 부상이 생기지 않는다. 김명준 씨는 어찌 보면 건강을 위해 아주 이상적인 방법으로 마라톤을 취미로 하고 있다.

달리기로 건강하고 장수하려면 절대 기록에 연연하면 안된다! 기록에 연연하면 운동량이 월 300km 이상으로 늘어나고, 속도가 빨라지게 되어 부상이 오게 된다. 달리기는 마라톤 기준으로 서브4시간 이내 완주 만으로 만족할 줄 아는 지혜가 필요하고, 나이가 많아질수록 완주를 목표로 즐겁게 뛰어야 한다.

2018년 5월 23일 KBS 〈생로병사의 비밀〉에서 방영한 달리기에 대한 오해와 진실을 보면, 달리기는 나이가 들어도 전혀 문제가 없는 운동임을 알려 준다. 70대 이상의 노인들로만 구성된 '칠마회'의 회원 중에 마라톤을 800회 뛴 분도 계신다.

73세인 이범재 씨는 "천천히 뛰면 힘이 안 들어요. 근데 기록을 내려고 하면 힘들죠. 우리 나이는 그렇게 뛸 게 아니거든요. 건강을 위해서 그냥 천천히 뛰면 돼요."

80세인 장재연 씨는 시작이 독특하고 시사하는 바가 크다. 15년 전 65세에 달리기를 시작해서 560번 풀코스 마라톤을 완주하

섰다고 한다. 1년에 37.3번, 1개월에 3.1번 풀코스 마라톤에 참가하셨으니, 1개월에 대회로 131km를 달린 셈이다. 천천히 그리고 올바른 자세로 한 달에 300km를 달리지만 부상 없이 더욱 건강해진다. 허리디스크와 천식을 달리기로 극복했다. 장재연 씨는 5년이 흐른 2023년에 85세의 연세에도 누적 777번 풀코스 마라톤을 완주한 기록 보유자다.

아래 무릎 사진을 보면 60대 러너들은 20~30대처럼 아주 잘 발달 돼 있고, 반월상연골판이 아주 잘 보존되어 있고, 연골 표면만 조금 약해져 있는 상태라고 한다. 60대 보통 성인 남자와 비교했을 때 1,000회 이상 마라톤을 완주한 사람들의 무릎이 훨씬 근육이 많았고, 훨씬 건강했다.

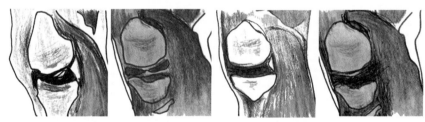

60대 일반 성인 남성.　　　마라톤 1천 회 이상 완주한 남성.

출처 : KBS 〈생로병사의 비밀〉 제작팀, 《걷기만 해도 병이 낫는다》, 비타북스, 2023. p.53

2017년 〈Arthritis Care & Research〉에서 '달리기가 무릎 골관절염과 관련이 있는가'에 대해 발표했다. 잦은 무릎 통증과 증상을 보이는 무릎 골관절염이 현재 달리기하는 사람이 달리기하지 않는 사람보다 낮다는 것을 알 수 있다. 이전에 달리

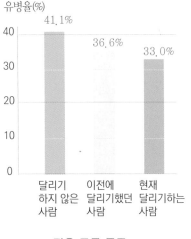

유병율(%)

잦은 무릎 통증.

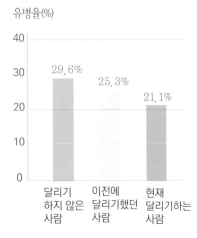

유병율(%)

증상을 보이는 무릎 골관절염.

기했던 사람도 달리기하지 않은 사람보다 통증과 골관절염 발병률이 낮았다.

달리기하지 않는 사람보다 달리기하는 사람이 무릎 골관절염의 위험성이 증가하지 않는 것을 알 수 있다. 그러면 달리기는 모든 사람에게 좋고, 만병통치약이 될 수 있을까?

달리기는 무릎이 안 좋은 사람에게 적합하지 않은 운동이다. 무릎이 좋지 않은 사람은 체중 감량이 우선이고, 체중을 감량하는 과정에서 걷기, 수영, 자전거로 무릎 주위의 근육을 키워야만 체중 감량 이후에 달리기가 가능해진다.

달리기는 60대에 접어들면서 빨리 달리면 좋지 않다. 바른 자세로 천천히 달리면 무릎 주위의 위아래 뼈가 제자리를 찾아가고 굵고 튼튼하게 된다.

[적당한 달리기 운동량]

건강을 위한 달리기는 천천히 뛰어야 한다. 월 100km 이내 주 3~4회로 뛰는 것이 가장 좋다. 발달한 근육, 적정체중, 이쁜 자세를 가진 러너라도 월 300km를 넘지 않는 것이 건강에 좋다. 그리고 기록 경신까지 하고 싶어서 빠르게 달리기를 해야 한다면 주 1회로 제한하는 것이 좋다. 빠르게 달리기를 주 1회를 포함해서 달린다면 월 200km 이내로 주 3~4회 하는 것이 좋다. 하지만 60대에 접어들면 빠르게 달리기는 부상 위험이 높아지므로 점차 속도를 낮추는 것이 현명하다.

중강도 이상으로 주 3~4회 운동이 좋은 이유는 뭘까? 연세대 보건대에서 '땀나는 운동과 질병 예방 효과'에 대해 13년간 25만 7천 명을 추적 관찰한 적이 있다. 땀이 날 만큼 운동하는 것은 건강에 좋을 만큼 중강도 이상으로 운동하는 것을 말한다.

운동의 질병 예방 효과		
	주 3~4회	매일
고혈압	14%	5%
당뇨병	13%	X
심근경색	21%	X
뇌졸중	20%	X

* 자료출처: 연세대 보건대 / 대상 25만 7천 명
KBS 뉴스 인용

주 3~4회 꾸준히 운동하면 고혈압, 당뇨병, 심근경색, 뇌졸중 예방에 효과가 있다. 하지만 매일 운동하면 고혈압 예방 효과가 줄고, 당뇨병, 심근경색, 뇌졸중은 예방 효과가 없었다. 일주일에 하루도 쉬지 않고 중강도 이상의 운동은 신체 회복 시간 없이 피로가 누적되어 심장과 혈관에 부담된다. 혈관의 탄력과 같은 신체 조절 능력을 떨어뜨려서 질병 예방 효과가 감소될 수 있다.

운동해서 체력을 끌어올려 유지하면 건강하게 보내는 시간만큼 젊음을 이연시킨다. 젊음을 이연한 시간만큼 나이를 먹지 않고 청춘으로 살아가게 된다.

무릎 연골을 보호하라

우리 몸은 200개 이상의 관절로 이루어져 있는데, 관절과 관절 사이에 연골이 붙어 있다. 연골은 관절이 부드럽게 움직일 수 있게 해주는 연한 뼈이다.

연골에는 세 종류가 있는데, 척추 전문가 이경석 정형외과 의사는 연골을 다음과 같이 비유한다. 무릎 연골은 '초자 연골'이라 하며, 청포묵에 비유한다. 청포묵은 수분이 많고 말랑말랑해서 충격을 잘 흡수하지만 강한 충격에는 깨지기도 한다. 귀는 '탄성 연골'이라 하며, 몰랑몰랑한 공에 비유한다. 몰랑한 공은 탄력적으로 원상 복귀가 된다. 척추 연골디스크는 '섬유 연골'이라 하며, 지우개에 비유한다. 지우개는 강한 스트레스와 압력을 버틸 수 있다.

이 중 가장 중요하고 관심이 많은 연골은 청포묵에 해당하는

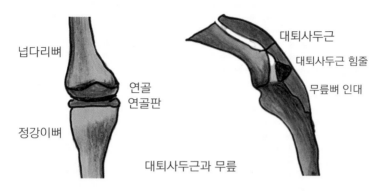

넙다리뼈

연골
연골판

정강이뼈

대퇴사두근

대퇴사두근 힘줄

무릎뼈 인대

대퇴사두근과 무릎

무릎 구조.

출처 : 압둘라, 《까면서 보는 해부학 만화》, 한빛비즈, 2020.

무릎 연골이다. 운동하지 않는 사람이 운동하는 사람을 가장 걱정해줄 만큼 중요하다.

"그렇게 달리면 연골이 금방 닳아 나중에는 걷지도 못한다."

"그렇게 운동을 열심히 하면 연골이 남아있지 않는다."

'걱정을 대신해주어 고맙다'고 해야 할지 '허벅지 근육이 발달하면 연골이 없어도 달리는 데 문제가 없다'고 반론을 제기해야 할지 난감하다.

무릎 연골과 무릎 연골판을 혼동하는 경우가 많다. 무릎 연골은 3~4mm 두께로 넙다리뼈 끝에 붙어 있다. 무릎 연골판은 넙다리뼈와 정강뼈 사이에 있으며, 반달을 닮았다 하여 반월상 연골판이라고 부른다. 반월상 연골판의 가장자리 1/3은 혈관과 신경이 풍부하나, 중심부 2/3는 혈관과 신경이 없는 섬유 연골로 구성되어 있다.

무릎 연골은 청포묵처럼 수분이 많고 말랑말랑하다. 연골은 일반적으로 닳지만 강한 충격에는 파열되기도 하므로 보호를 잘해야 한다. 바른 자세로 운동하면 연골 마찰을 줄일 수 있어서 더 자주 그리고 더 오랫동안 연골을 사용할 수 있다. 허벅지 근육이 튼튼하면 연골이 닳아 없어져도 달리는데 문제없다고 공언하는 사람들이 있을 만큼 허벅지 근육은 걷고 달리는 데 중요하다. 무릎 운동을 하면 연골이 자극받아 더 두꺼워지고 강해지며, 허벅지근육대퇴사두근까지 튼튼해져서 안정된다고 한다. 무릎 운동이 그만큼 중요하다.

다만 과유불급이란 말대로 지나치지 말아야 한다. 아무리 바른 자세로 운동하고 주변 근육을 강화하여 무릎 관절을 보호한다고 해도, 지나친 운동은 다른 신체 부위의 부상을 가져올 수 있다. 충분한 운동 뒤에는 충분한 휴식과 영양이 필수적이다.

아침 운동이나 대회 참가로 새벽잠이 부족한 경우에 원빈 스님이 《어른 수업》에서 구분한 5가지 낮잠빛 초간 눈을 감고 쉬는 나노 낮잠, 1분간 머리를 쉬게 하는 마이크로 낮잠, 10분의 안락한 휴식인 미니 낮잠, 최고의 행동력을 회복하는 20분 파워 낮잠, 평일의 피로를 싹 풀어주는 90분 홀리데이 낮잠을 활용하여 근육을 회복하게 해야 한다. 수면이 부족하면 충분한 근육 휴식이 부족하고, 근육 휴식이 부족한 상태에서 운동을 계속하면 부상이 올 수 있고, 수명이 깎이게 된다.

또 걷거나 뛸 때 발을 11자로 하여야 무릎 연골을 보호할 수 있다. 걷거나 달리면 몸무게의 0.5~3배만큼 하중이 신체에 전달된다고 한다.

엉덩이 근육이 발달하지 못한 사람들은 팔자 걸음걸이를 하는데, 발을 지면에 내디딜 때 충격을 흡수해주지 못해 무릎 연골에 치명적인 영향을 미친다. 수영이나 사이클로 엉덩이 근육을 길러 걸음걸이를 11자로 수정해 가야 한다.

걸을 때 뒤꿈치에 닿자마자 발 외측으로 체중이 실리게 하고 마지막으로 엄지와 검지 발가락 사이로 힘이 빠져나가게 해야 한다. 발 안쪽에 체중이 실리면 족저근막에 충격이 가해져 족저근막염이 생길 수 있다.

달리기할 때는 더욱더 11자로 뛰어야 한다. 무릎에 가해지는 충격을 흡수하는 것이 연골이다. 달릴 때 무릎위 뼈넙다리뼈와 무릎아래 뼈징골끼리 충돌할 때 연골이 제 역할을 한다.

팔자로 뛰면 발이 바깥으로 돌기 때문에 정강뼈징골는 바깥으로 돌고, 넙다리뼈대퇴골 는 수직으로 하강한다. 그래서 안쪽 반월상 연골판이 닳고, 경골 외회전으로 전방십자인대 파열이 올 수 있다.

무릎이 많이 아프면 당연히 병원에 가서 MRI를 찍어 상태를 확인하는 것이 중요하다. 간헐적으로 아플 때는 무릎에 부하가 거의 없는 허벅지 근육 강화 운동인 수영을 하거나 사이클을 타는 것이 좋다. 무릎 통승이 다소 완화되면 대퇴사두근을 강화할 수 있는 계단 오르기를 추천한다.

무릎 연골은 재생한다?

　연골이 모두 닳아 없어져도 허벅지 근육이 발달하면 연골 위를 단단하게 덮어주기 때문에 달릴 수 있다. 하지만 식단 다이어트만으로 감량을 많이 한 사람이 갑자기 달리기를 연속적으로 하면 허벅지 근육이 약해 충격을 제대로 흡수하지 못해서 연골이 파열되거나 연골판이 찢어지게 된다.

　사람의 무릎 연골 두께는 남자가 4mm, 여자가 3mm라고 한다. 생각보다 무척 얇다. 걷기 운동은 이 얇은 연골을 자극하여 더 튼튼하게 해준다. 걷기의 마법이다. 운동하면 연골이 두꺼워진다는 점은 동물에게서도 검증되었다. '관절염 류마티스' 학술지 1979에 실린 'Development and reversal of a proteoglycan aggregation defect in normal canine knee cartilage after immobilization' 실험에 따르면, 개의 뒷다리 쪽 무릎을 못 움직이도록 고정하면 관절 연골이 금방 얇아지고, 고정을 풀고 다시 운동시키면 연골이 두꺼워지는 결과를 얻었다고 한다.

　하지만 의학계는 이 실험을 확신하지 못하고 여전히 인체의 무를 연골 재생에 관해 연구하고 있다. 걷거나 달리면서 연골에 가벼운 충격을 주는 것이 연골이 닳기만 하고 생성되지 않을 수도 있다고 주장하는 의사들도 여전히 존재한다.

다행히 2020년 미국 스탠포드대 연구팀이 의학전문지 《Nature Medicine》에 〈활성화된 뼈 줄기세포에 의한 관절 연골 재생Articular cartilage regeneration by activated skeletal stem cells〉이라는 논문을 발표했다. 쥐에게 줄기세포뼈의 골수에 존재함를 투입하여 손상된 무릎 연골 재생에 성공했다. 무릎 연골로 줄기세포가 뻗어갈 수 있도록 사용한 신경전달물질은 이미 다른 질환에 사용되고 있는 물질이라서 사람에게 적용하는 데 문제가 없다고 한다. 다음 단계는 조금 더 큰 동물에 실험하고, 마지막에 사람에게 실험하여 성공하면 머지않아 시술로도 무릎 연골이 재생되는 날이 올 것으로 기대한다.

《관절염을 고친 사람들》의 저자 박민수 씨는 연골은 재생된다고 강조한다. 서구의학에서는 한 번 닳아진 활액막과 연골은 재생이 되지 않는다며 진통제를 복용하고 주사를 맞다 결국에는 인공관절을 수술하라고 한다. 그러나 머리털과 손톱, 발톱이 자라듯 연골과 활액막은 재생된다는 것이다.

연골이 재생되는 것을 증명했지만, 연골 중에서도 사람의 무릎 연골이 완벽히 재생된다고 모든 사람을 설득하기에는 아직 부족한 부분이 있다. 무릎 연골을 보호하기 위해서는 걷고 뛸 때 연골이 최대한 닳지 않도록 바른 자세로 해야 한다. 그리고 허벅지 근육을 길러 무릎을 보호해야 한다.

이렇게 걷거나 달리기를 하면 받은 하중으로 골밀도를 높여서 골다공증을 예방하는 효과도 있다. 계단 오르기보다 계단 내려가기가 골다공증 예방에 더 효과적이다. 골다공증 예방 운동으로는 계단 내려가기 말고도 달리기, 발뒤꿈치 업다운 운동, 걷기, 줄넘기 등이 있다. 이러한 운동은 체중과 중력으로 인해 몸에 자극이 전달된다. 자극받은 골세포는 뼈를 재생하라는 메시지를 보낸다. 골세포에서 메시지를 받은 조골세포는 증식하여 뼈에 달라붙음으로써 새로운 뼈를 만든다.

아킬레스건염과 족저근막염을 막아라

사람들은 운동 전엔 으레 스트레칭을 한다. 하지만 운동이 끝나면 스트레칭은 안 해도 되는 걸로 안다. 운동 전에 하는 스트레칭은 웜업 효과가 있어서 운동하는 동안에 부상을 방지한다. 운동 후에 하는 스트레칭은 운동 중 쌓인 피로 물질의 일부를 제거하고 근육 이완 상태를 만들어준다. 다음 운동할 준비를 미리 해두는 것이다.

운동 후 뿐만 아니라 평상시에도 하면 아킬레스건염과 족저근막염을 막을 수 있는 방법이 있다. 아킬레스건염과 족저근막염을 동시에 막는 방법은 세 개의 근육 종아리근육, 족저근, 전경골근을 마사지와 스트레칭을 해주면 된다. 종아리근육, 족저근, 전경골근은 발바닥을 기준으로 이어져 있다. 이 세 근육을 마사지로 풀어주고, 스트레칭으로 근육을 강화하면 걷기나 달리기에 발생할 수 있는 아킬레스건염과 족저근막염을 멀리할 수 있다.

철인3종을 하는 지인이 달리기하다가 아킬레스건이 '뚝' 하고 끊어지는 소리를 들었다고 했다. 물론 그 이후로 달리기를 잠시

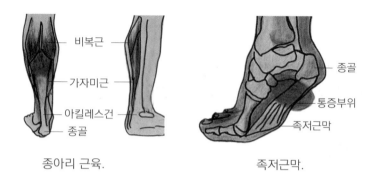

비복근

가자미근

아킬레스건

종골

종골

통증부위

족저근막

종아리 근육.

족저근막.

멈추고 아킬레스건염 약 복용을 하면서 치유가 되었다고 한다.

피부 쪽(바깥쪽)에 있는 두 갈래 근육인 비복근과 뼈 쪽(안쪽) 깊숙한 곳에 있는 편평한 근육인 가자미근이 종골(발뒤꿈치뼈)로 내려오면서 하나의 아킬레스힘줄로 합쳐진다. 힘줄을 '건'이라고 표현하며, 아킬레스힘줄은 우리가 많이 들어본 '아킬레스건'이다.

족저근막은 발아래에 있는 근육(족저근)을 감싸고 있는 두꺼운 섬유 막이다. 족저근은 종골(발뒤꿈치뼈)에서 발가락 뿌리를 이어주는 근육이다. 아킬레스건과 족저근막은 종아리근육, 족저근, 전경골근(종아리 반대편 앞근육)과 이어져 있다. 따라서 아킬레스건염과 족저근막염은 이 세 개의 근육을 마사지와 스트레칭를 잘하면 사전에 막을 수 있다. 과체중과 과도한 고강도 운동량은 마사지를 아무리 잘해줘도 아킬레스건염과 족저근막염을 피하지 못할 때가 있으니 체중 감량과 동시에 고강도로 운동을 많이 하지 않도록 하는 것이 좋다. 종아리근육, 족저근, 전경골근의 스트레칭과 마사지하는 방법을 알아본다.

1. 종아리근육 스트레칭과 마사지

달리기할 때 종아리근육_{비복근+가자미근} 스트레칭이 부족하면 종아리근육이 점점 수축하게 되고, 종아리근육에 연결되어있는 아킬레스건을 위로 당긴다. 수축해 있는 아킬레스건에 지속적으로 달리기를 하면 지면에 착지할 때 충격을 줌으로써 아킬레스건의 부분 파열로 염증이 생긴다. 이 염증이 '아킬레스건염'이다. 다른 복합적인 이유로 아킬레스건염이 생길 수도 있겠지만, 달리기는 종아리근육의 스트레칭과 마사지를 통해서 아킬레스건염과 족저근막염을 막을 수 있다.

대표적인 종아리 스트레칭은 종아리를 올리는 까치발 들기인 '카프 레이징calf raising'이다. 기둥이나 벽에 양손을 대고 발뒤꿈치를 들었다 놓았다를 반복하며 종아리근육을 스트레칭하면서 근육을 자극한다. 계단이나 플랫폼 위에서 하면 자극이 커지지만 평평한 바닥에서 해도 무방하다. 한 발로 까치발 들기를 해도 종아리근육 운동이 될 수 있다. '한 발 까치발 들기'는 종아리근육을 만들어줄 뿐만 아니라 몸 균형 감각을 키우는 데 도움이 된다.

또 '계단에 발목 세우기' 스트레칭이 있다. 카프레이징보다 더 편하게 할 수 있고, 종아리가 쫙 풀리는 느낌이 든다.

그리고 '벽 짚고 종아리 스트레칭'이 있다. '벽 짚고 종아리 스트레칭'은 종아리근육 스트레칭이지만 대회 도중 종아리근육에 경련이 발생할 때 가장 효과적으로 경련을 완화해주는 방법이다. 벽이 없을 때는 나무를 짚고 해도 된다. 스트레칭하는 쪽의 종아리는 일직선으로 뻗어서 종아리가 쭉 펴지는 느낌이 와야 효과적

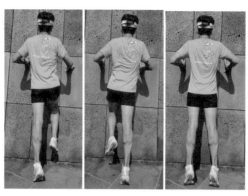

카프레이징 스트레칭.

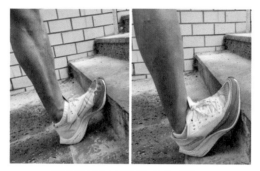

계단에 발목 세우기 스트레칭.

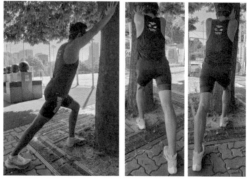

벽 짚고 종아리 스트레칭. 오른쪽 스트레칭과 왼쪽 스트레칭.

비복근 마사지

종아리 바깥쪽 가자미근을 덮고 있는 비복근을 폼롤러로 좌우 20회 마사지한다.

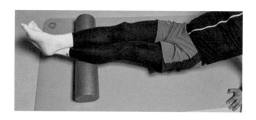

가자미근 마사지

비복근에 가려져 있어서 종아리 아래쪽 아킬레스건을 마사지하면 가자미근 마사지 효과가 있다. 아킬레스건을 폼롤러로 좌우 20회 마사지한다.

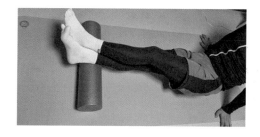

으로 스트레칭하고 있다고 할 수 있다.

대표적인 폼롤러 종아리 마사지는 위 동작과 같다. 종아리를 폼롤러로 마사지를 많이 해야 종아리근육이 이완되고, 이완된 근육이 아킬레스건의 긴장을 풀어줘서 아킬레스건염도 막아준다. 종아리 폼롤러 마사지는 나아가 족저근막의 팽창도가 낮아져 족저근막의 섬유막이 상처받지 않아 '족저근막염'도 막을 수 있다.

사이클과 같은 종아리근육 강화 운동을 하고 나면 스트레칭과 마사지로 종아리근육을 풀어주고 아킬레스건염과 족저근막염을

방지해야 한다. 강화하고 풀어주는 것을 잘하면 종아리근육이 크
고 강해진다. 튼튼한 종아리근육은 빨리 달리고, 높이 점프할 수
있게 한다. 운동을 잘하려면 반드시 종아리근육이 받쳐줘야 한다.

2. 족저근 스트레칭

종골(발뒤꿈치뼈)에서 발가락 뿌리를 이어주는 두꺼운 섬유막인 족
저근막이 이완돼야 족저근막염을 막을 수 있다. 족저근막을 이완하
기 위해서는 족저근육을 스트레칭 해야 한다. 족저근막에 둘러싸인

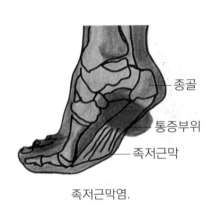

족저근육을 5분 이상 스트레
칭 하면 족저근 운동이 된다.
발가락 스트레칭은 족저근육
을 스트레칭 하는 것이며, 동
작은 다음과 같다.

날다람쥐를 연상하며 발가
락을 쫙 펴고 오므리고, 위와
아래로 오므리는 동작을 반

종골
통증부위
족저근막

족저근막염.

복한다. 스트레칭 순서는, '발가락 날다람쥐 펴기→ 발가락 아래로 오
므리기→ 발가락 위로 치켜들기→ 엄지 발가락 아래로, 나머지 발가락
은 위로 들기→ 엄지 발가락은 위로, 나머지 발가락은 아래로 내리기→
휴식.' 6단계를 각 10초씩(10초*6단계) 하면 60초 소요된다. 5분(5회)
연속하면 좋다. 시간이 날 때 5회 이상 해주면 족저근이 강화돼
움직일 때 족저근막의 부하를 최소화해서 족저근막염을 방지하
는 효과가 있다.

3. 전경골근 마사지

족저근막염을 예방하기 위해 종아리근육 스트레칭과 마사지를 하는 것이 발 뒤쪽이라면, 발 앞쪽 마사지는 전경골근_{종아리 앞 근육} 마사지가 있다. 운동 전에도 하면 좋지만 운동 후에는 반드시 폼롤러로 종아리 및 전경골근 마사지를 충분히 해줘야 한다.

그리고 아무리 종아리, 족저근, 전경골근을 스트레칭과 마사지를 잘해도 매일 강도 높게 달리기를 하는 등 끊임없이 부하를 주면 반드시 부상이 오게 된다. 종아리, 족저근과 아킬레스건의 휴식이 부족하면 다시 재발할 수 있다. 그래서 달리는 운동은 주 4회 이내로 해서 종아리 근육, 족저근과 아킬레스건이 쉬도록 하는 것이 좋을 것이다.

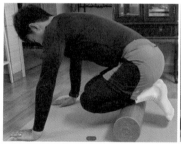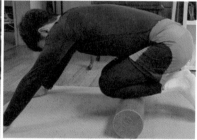

전경골근 마사지.

대회를 마친 후나 훈련 강도가 높은 날은 냉찜질 또는 냉탕 반신욕을 하는 것도 좋다. 혈액 순환이 잘될 뿐만 아니라 피로가 쌓인 특정 부위의 염증 발생을 막아준다.

걷기와 달리기에 필요한 장비

걷기와 달리기의 장비는 함께 사용할 수 있다. 자세도 비슷한 부분이 많고, 장비 사용의 용도도 거의 비슷해서 함께 사용해도 무리가 없다.

· 러닝 벨트 = 핸드폰과 같이 운동할 때 꼭 지녀야 할 물품을 넣을 수 있는 장비. 간혹 핸드폰을 바지 뒷주머니에 넣고 걷는 사람이 있는데, 좌우 불균형 스트레스가 척추에 가해져 척추가 비뚤어질 수 있다. 따라서 러닝 벨트에 넣어서 허리에 차고서 걷는 걸 추천한다. 맨 아래 사진을 보면 러닝 벨트를 차고 있어도 거의 표시가 나지 않는다. 이 러닝 벨트는 2022년 JTBC 마라톤 기념품으로 받은 것인데, 너무 편하고 좋다. 러닝 벨트는 핸드폰만 들어가는 콤팩트한 게 좋다. 이것저것 많이 넣으면 무거워져서 걷고 뛰는데도, 척추에도 부담을 준다. 간혹 팔 위쪽에 핸드폰을 거치하고 달리는 사람이 있는데, 한쪽으로 무게가 쏠려 이것 또한 좋은 방법이 아니다. 핸드폰은 휴대하지 않는 게 바람직하지만 시간 체크용으로 활용하려 했다면 스마트워치를 권한다.

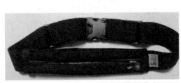
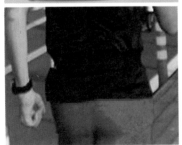

러닝 벨트와 착용 모습.

· **스마트워치** = 스마트워치는 걷기나 달리기의 페이스, 기록, 심박수 등 운동에 필요한 정보를 제공하여 주는 고마운 장비다. 왼쪽 손목에 많이 차는데, 좌우 밸런스 부하 측면에서 워치는 일단 가벼워야한다. 무게가 49g 이하이면 착용 후에도 착용한 느낌이 적어 온종일 차고 있어도 부담이 없고, 걷기, 달리기, 수영, 사이클 등을 하는 중에도 신경쓰이지 않는다.

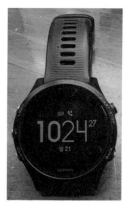

스마트워치.

· **러닝화** = 걷기와 달리기는 똑같은 부분이 많아 신발을 달리 신을 필요가 없다. 걷기도 러닝화를 신는 것이 좋다. 걷기용으로 사용하는 러닝화는 무릎이 아픈 사람은 쿠션감이 있는 것이 좋고, 무릎 등 관절이 괜찮은 사람은 일반 러닝화를 신으면 된다. 러닝화를 고를 때는 매장에 가서 꼭 신은 채 몇 발자국이라도 뛰어보고 자기 발에 맞는 러닝화를 사야 한다. 사람마다 발등과 아치의 높이, 발볼의 넓이가 다 달라서 착용해 보고 고르는 게 최선이다.

러닝화는 가능하면 좋은 걸 사라고 권하고 싶다. 옷은 싼 걸 입더라도 신발만큼은 비싼 게 분명 제값을 한다. 발목과 무릎에 결정적인 영향을 미치기 때문이다.

러닝화는 기본적으로 발목과 무릎을 보호하도록 설계가 되어 있다. 마라톤에 특화된 초경량이 있는가 하면, 밑바닥이 인체공학적으로 무릎 보호가 잘되도록 설계된 것도 있다.

러닝 할 때는 반드시 러닝화를 신어야 한다. 일반 운동화를 신고 달리기하다가 부상으로 병원을 찾는 사람은 그 이후에는 반드시 러닝화를 신게 된다. 최소한의 투자라 생각하고 반드시 러닝화를 신고 달리기하는 습관을 들여야 한다.

· 스포츠고글 = 운동할 때 자외선과 눈부심을 막아주고 시야를 확보하기 위해 고글을 쓴다. 시력이 낮은 사람은 도수를 넣은 안경 기능까지 할 수 있어 여러 가지 이점이 있다. 비가 오거나 그친 후에는 스포츠고글에 습기가 차서 불편할 수 있다. 이럴 때는 썬캡을 추천한다. 비가 눈에 들어가

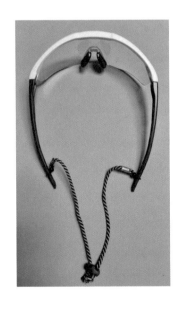

는 것을 막아주고, 썬캡 아래에서 보이는 제한적인 시야로 달리기에 집중할 수 있다. 썬캡은 또 땀이나 비가 썬캡 뒤쪽으로 모이게 해 얼굴에 바로 흘러내리는 걸 막아주는 효과도 있다. 스포츠고글은 자전거를 탈 때는 잘 고정되어 있으나, 달리기할 때는 땅에 닿을 때의 충격으로 코 아래로 흘러내리는 경우가 있다. 이를 방지하기 위해 고글 양쪽 끝을 스트랩으로 묶어서 착용하면 된다. 최근에는 스트랩을 묶지 않아도 되는 고정력이 우수한 제품들이 많이 나와 있다.

· 헤어밴드 = 걷기나 달리기하다 보면 땀을 흘릴 수밖에 없다. 그럴 때 손등으로 훔치는데, 땀이 비 오듯 많이 흐를 땐 속수무책이다. 이럴 때 헤어밴드를 하면 땀 닦는 수고를 덜 수 있다. 헤어밴드를 하면 땀이 헤어밴드 뒤쪽으로 모여 흘러 등으로 빠져나간다. 스포츠고글을 착용한 상태라면 땀이 흘러내리면 더욱 곤란해진다. 땀이 얼굴로 흐르면 심리적으로도 불리하다. 집중력이 떨어진다. 일반 걷기는 굳이 헤어밴드를 하지 않아도 되지만, 빠르게 오랫동안 걸을 때나 더운 날씨에 걸을 때는 땀을 흡수해야 하므로 헤어밴드를 착용하는 것이 좋다.

사이클

　무릎 부하 걱정 없는 '엉덩이·종아리근육 삼총사 운동'을 아는
가. 수영과 사이클, 스쿼트. 이 삼총사가 특히 주목되는 것은 과
체중이라도 무릎 부하 걱정 없이 엉덩이근육과 종아리근육을 강
화할 수 있다고 알려져 있기 때문이다.

　아래 사진을 보라. 왼쪽 노란색이 허벅지 쪽 넙다리뼈와 종아
리 쪽 정강뼈의 마찰을, 오른쪽 노란색이 허벅지 쪽 넙다리뼈와
무릎 앞쪽 무릎뼈의 마찰을 나타낸다.

　실내자전거는 수직 부하가 1.0~1.5배이고, 수평 부하가 1.3배
로 낮은 반면, 스쿼트는 각각 3.8배, 6.0~7.8배로 부하가 많이
걸리는 것을 알 수 있다. 스쿼트는 과체중인 사람은 가능한 감량

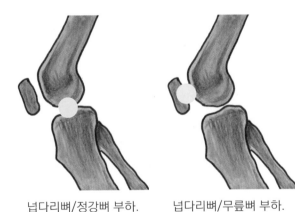

넙다리뼈/정강뼈 부하.　　　　넙다리뼈/무릎뼈 부하.

운동종류	수직 부하 넙다리뼈/정강뼈	수평 부하 넙다리뼈/무릎뼈
걷기	2.5~2.8	0.5
걷기(전동 트레드밀)	2.1	
달리기	3.1~3.6	7.7
계단 오르기	3.16	2.1~2.5
계단 내려오기	3.46	5.7
실내 자전거	1.0~1.5	1.3
스쿼트	3.8	6.0~7.8

수직/수평 부하 표

후에 하는 것이 좋겠다. 사이클은 엉덩이가 체중의 상당 부분을 받쳐 주기 때문에 무릎에 가하는 충격이 적은 운동이다. 사이클로 체중 감량을 하고, 근력도 강화해보자.

사이클의 이쁜 자세

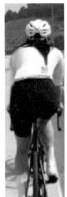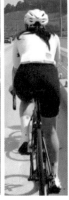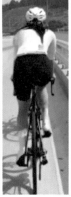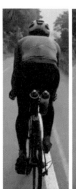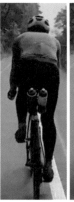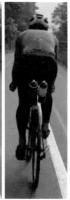

오른발 앞쪽→ 왼발 앞쪽→ 오른발 앞쪽   오른발 앞쪽→ 왼발 앞쪽→ 오른발 앞쪽
자전거 전문가의 11자 페달링 자세   나의 11자 페달링 자세

　어떤 운동이라도 자세를 올바르게 하는 것이 무엇보다 중요하다. 운동 중 부상은 대부분 잘못된 자세 때문에 입는다. 사이클도 예외가 아니다. 자전거 도로에서 우아하고 여유 있게 페달링 하는 라이더를 보면 나도 모르게 넋을 잃고 바라보게 된다.

　물론 이런 라이더들은 대부분 실력자다. 위 사진의 라이더 또한 실력자다. 페달링 한 바퀴 할 때의 자세를 보면 11자 다리 회전으로 에너지 손실이 없고 이쁜 것을 볼 수 있다. 나도 이 실력자처럼 11자로 페달링을 여유롭게 하는지 궁금해서 사진을 찍어 보았다. 다행히 자세가 나쁘지 않은 것 같다.

　자전거 도로에서 페달링 하는 모습을 관찰하면, 다리 회전을 11자로 하는 사람, 무릎이 몸 밖으로 울퉁불퉁 페달링 하는 사람,

발목 관절 움직임이 큰 사람 등 다양하다.

골반을 고정하고, 발바닥이 균일하게 보이면 페달링 자세가 가장 간결하다. 군더더기가 없으니 페달링이 정확한 원 평면을 이룬다. 앞뒤 자전거 바퀴에 좌우 두 개의 다리 바퀴가 더해져 네 개의 바퀴가 경쾌하게 이쁘게 구른다.

균일하게 페달링 해야 관절의 일관성 유지, 자세 안정성과 에너지 효율이 좋아진다. 에너지 손실 없는 보기 좋은 자세를 위한 골반·무릎·발목 관절이 어떤 관계로 움직이는지와 등 자세를 알아보자.

· **골반**= 골반은 고정해서 페달링 해야 몸 밖으로 무릎 이동이 생기지 않는다. 골반이 고정되지 않고 움직이면서 페달링 하면 무릎 이동이 커져 울퉁불퉁 무릎 움직임이 생긴다. 골반 움직임을 최소화하는 훈련을 해야 팔자가 아닌 이쁜 11자 페달링이 된다.

· **발목**= 발바닥이 균일하게 보여야 페달링이 간결해진다. 발바닥이 균일하게 보이려면 발목 관절이 유연해야 한다. 132쪽 전문가 사진을 보면 발바닥이 균일하다. 발목 관절이 유연하면 발바닥이 지면과 최대한 같은 각도를 유지하며 페달링 한다.

· **무릎**= 다리를 폈을 때 무릎 각도는 30도 전후가 가장 편하면서도 안정감이 있다. 안장의 높이가 무릎 관절의 각도가 된다. 최대로 다리를 뻗었을 때 무릎 관절 각도가 30도 전후가 편안하면서도 안정감이 있고, 관절에 부하가 적다.

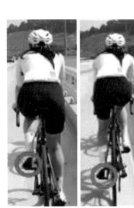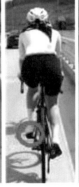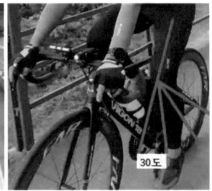

발바닥이 균일하게 보이는 페달링.　　　　　무릎 각도는 30도 유지가 중요.

무릎 각도 30도가 왜 중요한가

나는 2019년 자전거를 처음 샀을 때 무릎 각도가 35도 가까이 되도록 피팅했다. 안장이 낮은 편이었다. 안장이 낮았음에도 철인3종 대회에서 사이클 90km를 무난히 해냈고, 하루 만에 서울에서 속초까지 가는 데도 전혀 문제가 되지 않았다. 다만 주위에서 안장이 낮아 보인다며 조금만 높이면 좋을 것 같다는 조언을 듣곤 했다. 사실 큰 차이 있을까 반신반의했다. 그러다 2022년에 안장을 높여 무릎 관절의 각도가 30도가 되도록 해서 타봤다. 괜찮았다. 철인대회에서 사이클 180km를 몇 번 타봤지만 전혀 문제가 없었다.

그런데 안장 높이를 변경하면서 얻었던 교훈은 무릎 각도가 과하게 굽혀지거나 펴지지만 않으면 부상이 오지 않는다는 점이다.

그럼 무릎 각도가 과하면 어떤 문제가 있을까? 안장이 높아 무릎이 10도 가까이 펴지게 되면, 무릎 앞으로 미는 힘보다는 뒤로 당기는 힘이 강해진다. 이렇게 무릎을 많이 편 상태로 오래 타면 햄스트링허벅지 반대편건염이 생길 수 있다. 반대로 안장이 낮아서 펴진 무릎이 40도가 넘어가면, 반대쪽 무릎이 90도 이상으로 굽혀져 무릎 앞으로 미는 힘이 강해진다. 넙다리뼈대퇴골가 무릎뼈슬개골에 강한 힘이 가해져 무릎 연골이 닳을 수 있다.

자신에게 맞는 안장 높이를 찾으려면 한 번에 찾기보다 높이를 조금씩 바꿔가며 여러 번 시도하여 나의 성향에 맞는 높이를 찾는 게 좋다. 안장 높이에 따라 손목과 어깨에 실리는 무게가 다르고, 발목 관절 유연성과 코어 근육의 발달 상태에 따라 안장 높이가 달라야 하기 때문이다.

장거리 사이클을 탈 때는 안장의 높이뿐만 아니라 안장의 앞뒤 거리도 중요하다. 가령, 무릎에 부하가 많이 걸리거나 핸들바에 무게가 많이 실린다고 느낄 때는 안장을 조금 뒤로 옮기면 더 편해질 수 있다. 배가 펴지면서 팔을 그립 앞으로 밀게 되어 어깨 근육을 이완할 수 있기 때문에 편안함을 느낀다.

다리를 폈을 때 무릎 각도가 30도 전후에서 본인에 맞는 안장 높이와 앞뒤 위치를 찾아가면서 자가 피팅을 하여야 한다.

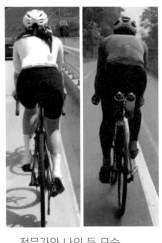
전문가와 나의 등 모습.

· 등= 좋은 등 자세는 전문가마다 의견이 다르다. '등'을 직선으로 펴야 힘을 제대로 쓴다거나, 배를 마는 자세가 코어 근육을 효율적으로 쓸 수 있다고 한다. 사진 왼쪽 전문가는 '등'을 편 깔끔한 자세다. 오른쪽의 나는 배를 살짝 말고 '등'을 굽혀 타고 있다. 전문가는 팔과 엉덩이 거리를 멀게 해서 타고, 나는 팔과 엉덩이 거리가 상대적으로 가까워 배를 말아서 타고 있다. 배를 말고 안 말고, 등을 펴고 안 펴고는 정답이 없다. 다만 스타일이 다르고 성향이 다를 뿐이다.

사이클, 사고 안 나게 타려면

매년 5천 1백만 명 이상이 자전거를 탄다는 미국에서 자전거 관련 사망자가 매년 700~900명 발생한다고 한다. 자전거 이용자는 차량 탑승자보다 교통사고로 사망할 확률이 3배나 더 높다. 내 주변에서도 사이클 사고가 났다는 소식을 종종 듣는다. 갈비뼈나 어깨뼈 골절이 대부분이다. 어떻게 하면 사이클 사고를 줄일 수 있을까? 사이클 탈 때 조심할 것들이 무엇인지 알아보자.

1. 커브에서 속도를 무조건 줄여라 = 반대편에서 오는 사람과 부딪칠 거 같은 커브 길은 무조건 속도를 줄여야 한다. 아무리 사이클 실력이 있어도 커브에서 속도를 줄이지 않고 자신의 라인을 지킬 수 있을까? 절대 그렇지 않다. 잘 타는 사람도 속도 제어가 되지 않으면 무조건 반대편 라인을 침범하게 된다. 순간 본인도 깜짝 놀라며 가슴을 쓸어내릴 것이다. 승용차로 드라이브해본 사람은 안다. 방어 운전을 하듯 자전거도 커브에는 반드시 속도를 줄이며 방어 라이딩을 해야 한다.

2. 전방을 주시하고, 절대 중앙선을 침범하지 마라 = 사이클링 도중 힘들다고 머리를 박고 타는데, 이건 자살행위다. 자신도 모르게 중앙선을 침범하기 때문이다. 중앙선 침범의 위험성은 설명하지 않아도 알 것이다. 힘들어도 무조건 전방을 주시해야 한다.

3. 손은 항상 드롭바나 후드를 제대로 잡고 있어야 한다 = 드롭바는 에어로 자세로 공기 저항이 낮아서 많이 사용하는 핸들링 방법이

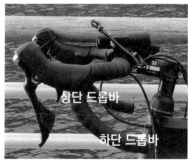
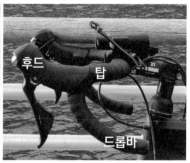

다. 드롭바는 상단 드롭바와 하단 드롭바로 나눌 수 있다. 손가락으로 브레이크를 살짝 걸쳐서 드롭바를 함께 잡는 상단 드롭바 방법은 장시간 유지할 때 손목이 꺾여 있어서 피로하다. 브레이크가 필요하다고 판단되는 구간에만 사용하는 것이 좋다. 드롭바 아랫부분을 잡는 하단 드롭바 방법은 브레이크는 없지만 에어로 자세로 속도를 내는 구간에 주로 사용한다. 핸들링의 안정감으로 업힐 구간에도 사용할 수 있다. 브레이크가 바로 제동이 안 되므로 조심해서 사용해야 한다. 하단 드롭바에서 상단 드롭바로 신속하게 옮기는 연습도 미리 해두어야 한다.

후드는 업힐오르막 구간 라이딩 때나 편평한 길에서 보통의 속도로 달릴 때 사용한다. 후드를 살짝 잡더라도 브레이크는 반드시 걸쳐 잡아야 한다. 높은 방지턱을 지나갈 때 브레이크를 걸치지 않고 후드만 잡고 있다가 충격으로 손이 후드에서 떨어져 나가 낙차해서 다칠 수 있다. 탑은 브레이크가 없기 때문에 가능한 잡지 않아야 한다. 다만 잠시 쉬면서 달릴 때 사용한다. 탑 자세는 상체가 가장 많이 들려 호흡하기가 가장 편한 자세인 만큼 공기 저항도 가장 큰 자세이다. 가장 편안한 자세이지만 가장 위험한 탑 핸들링은 과속 방지턱이나 낮은 장애물을 지나갈 때 핸들을 놓치는 경우가 생겨 낙차할 수 있다. 그래서 전방 도로면이 편평하고 장애물이 없는 게 확인될 때만 잠시 사용해야 한다.

4. 추월할 때는 신속하게 왼쪽으로 하라= 앞 자전거를 추월할 때는 중앙선 안쪽에서 빠른 속도로 신속하게 추월해서 앞으로 나아

가야 한다. 느리게 가는 라이더보다 약간 더 빠른 속도로 천천히 왼쪽에서 같이 달리면 위험하고 상대에게 불쾌감을 줄 수도 있다. 앞에 가는 라이더가 빠르지 않은 속도로 왼쪽으로 가는 경우가 있는데, 앞으로 추월할 때 절대로 우측으로 추월하면 안 된다. 다칠 위험성이 크다. "지나 갈게요!"를 외치고 앞의 라이더가 길을 비켜주면 왼쪽으로 추월해서 가야 한다.

5. 이어폰을 끼고 라이딩하지 마라= 이어폰을 끼고 라이딩하면 자칫 대형 사고를 불러올 수 있다. 추월할 때 외치는 소리 "지나갈게요"를 듣지 못하여 중앙선 안쪽으로 옮겨올 때는 추돌할 수 있다. 앞선 사람이 위험한 물체나 도로 상황을 알려도 들을 수 없기에 피하지 못하고 위험한 상황에 직면할 수도 있다.

6. 뒤의 자전거를 보지 않고 신호 없이 회전하지 마라= 고개를 살짝 왼쪽으로 돌리면서 옆눈으로 뒤에서 오는 자전거를 봐야 한다. 좌회전할 때는 안쪽에 바로 붙지 말고 고개를 살짝 왼쪽으로 돌려 뒤에서 자전거가 다가오는지 확인을 먼저 해야 한다. 그러고 나서 왼쪽으로 가겠다고 수신호를 여러 번 해야 한다. 수신호를 할 때는 좌회전 직전에 하면 뒤에 오는 자전거와 추돌할 수 있으니 조금 일찍 해야 뒤에 오는 자전서가 충분히 대응할 수 있는 시간을 번다. 우회전하는 경우는 좌회전보다 덜 위험하지만, 공기 저항을 적게 받으려고 뒤에서 바싹 붙어서 라이딩하는 사람이 있을 수 있다. 앞 사람이 편의점을 가거나 휴식을 위해 우회전해

서 갑자기 속도를 줄일 수 있는데, 이 또한 우회전 수신호를 미리 해주면 사고를 예방할 수 있다.

7. 자전거 헬멧은 반드시 착용하라 = 질병통제예방센터의 자료에 의하면, 헬멧은 머리 부상의 위험을 85%까지 줄여준다고 한다. 자전거 안전장치 중에서 사고 났을 때 헬멧이 가장 빛을 발한다. 헬멧을 착용하지 않고 두 손 놓고 타는 사람들이 간혹 있는데, 위험천만한 행동이다.

8. 해 질 녘이나 새벽에 탈 때는 조명을 사용하라 = 자전거 충돌 사고가 가장 많은 시간대는 오후 6~10시이며, 그 다음은 오전 6~8시라고 한다. 이 시간대에 탈 때는 상대방에게도 경계심을 줄 수 있도록 조명을 사용하는 것이 필수이다.

9. 스포츠고글을 착용하라 = 스포츠고글은 자외선으로부터 눈을 보호해 주고 눈부심을 막아줘서 편한 상태로 라이딩할 수 있도록 한다. 작은 돌멩이나 모래, 날파리 등이 튀어 눈에 들어가는 것을 막아준다.

10. 얼굴 쪽으로 날아오는 물체를 피하려고 고개를 돌리지 마라 = 라이딩하다 보면 예상하지 못한 물체가 얼굴로 날아드는 경우가 있다. 이럴 때 사람들은 무의식적으로 고개를 돌리는데 매우 위험한 행동이다. 고개를 돌리면서 핸들도 돌리게 되어 중앙선을

넘게 될 가능성이 높기 때문이다. 이럴 땐 고개를 앞으로 살짝 숙였다가 다시 고개를 정상대로 드는 것이 안전하다.

11. 전방 15m를 주시하라 = 자전거 타기도 걷기와 달리기처럼 전방 15m를 주시하는 것이 좋다. 시속 30km로 라이딩한다고 했을 때 전방 15m 효과를 계산해 보자. 60분에 30km를 가니, 1분에 500m를 가게 되고, 1초에 8.3m를 간다. 2초면 대략 16m를 가게 되니 전방 15m를 주시하다가 15m 떨어진 지면에 홀이 있음을 발견하면 2초보다 짧은 시간에 홀을 피해야 한다. 머리를 숙여서 홀을 보지 못하거나 다른 곳을 보면서 홀을 지나가면 바로 사고로 이어진다. 15미터보다 더 멀리 전방 주시하면 목을 더 들어야 해서 목이 더 빨리 피로해질 수 있고 집중력이 떨어질 수가 있으니 15m를 주시하는 것이 더 바람직하다.

12. 클릿슈즈의 클릿을 제때 교체하라 = 나는 2019년 2월 철인3종에 입문한 이래 2023년 9월 8일까지 클릿을 교체한 적이 없었다. 9월 10일 구례 아이언맨 대회를 이틀 앞두고서 클릿슈즈를 점검하러 바이크 샵에 들렀다. 윗부

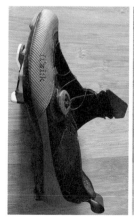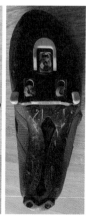

클릿 교체 후 모습.

분 노란색 보호 부분이 닳아서 아예 없었다. 노란색 안쪽에 붙어 있는 검은 부분은 클릿과 슈즈가 체결하는 부분인데, 이 검은색 부분도 닳아서 아주 얇은 상태로 남아 있었다. 조금만 강한 충격이 가해지면 바로 깨지기 일보 직전이었다. 체결만 되면 되는 거라고 안일하게 생각하고 점검하지 않았던 거다. 대회 중에 검은 부분이 깨져서 체결이 풀리면 낙차를 하거나 아니면 체결이 되지 않는 불안한 상태로 180km를 라이딩 했을지도 모른다.

목 뻐근하지 않게 장거리 사이클 하기

사이클에서 장거리의 기준을 잡기가 어렵다. 개개인의 실력이 많이 다르기 때문이다. 고수는 90km가 그렇게 멀지 않다고 느끼겠지만, 일반 동호회 회원에게 이 거리를 쉬지 않고 달리라고 하면 망설일 거리이다. 장거리 기준이 정해져 있지 않지만, 90km는 철인3종 하프 대회의 사이클 종목 거리인데, 나는 여기서 편의상 90km 이상을 장거리라고 하겠다.

장거리 사이클을 타고 나면 많은 동호회 회원들이 목이 뻐근하다고 한다. 어떻게 하면 장거리 사이클 후 목이 뻐근하지 않을까? 우리가 충분히 해답을 알고 있을 것 같지만 실제로 행하는 사람이 많지 않다.

1. 출발 전 충분히 스트레칭하라= 목과 어깨를 중심으로 스트레

칭 한다. 양방향으로 목 회
전 돌리기, 머리 좌우 90도
도리도리 돌리기, 어깨 으쓱
으쓱 스트레칭, 양방향으로
활시위 팔 스트레칭, 양손
어깨 위 고정하여 어깨 돌
리기 등 꼼꼼하게 스트레칭
한다. 한 개 동작도 최소 열
까지 세면서 한다. 특히 가

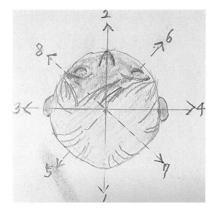

팔방 목 스트레칭.

장 중요한 '팔방八方 목 스트레칭'을 잘해야 한다. 팔방은 여덟 개
의 방향을 말한다. 대각선 스트레칭 5~8번은 잘하지 않지만, 그
중 머리를 위로 올리는 6번과 8번은 더욱더 하지 않는다. 6번과
8번 스트레칭을 하면 목 앞쪽 근육이 풀린다. 5번과 7번 스트레
칭도 꼼꼼히 해서 목 전체 근육을 풀어주도록 하자. 팔방 목 스트
레칭은 손바닥으로 '무를 땅에서 뽑는' 느낌으로 위쪽으로 당겨서
스트레칭 한다. 위로 당기는 이유는 목 척추 디스크 간 간격을 더
벌려서 목 디스크를 예방하고자 하는 목적도 있다. 스트레칭을
부족하게 해놓고선 장거리 라이딩 후 목이 뻐근하고 아프다고 하
면 앞뒤가 맞지 않는다.

2. 라이딩 중에도 어깨와 등 스트레칭을 가볍게 한다 = 라이딩 중에
고양이 등처럼 볼록하게 어깨와 등을 둥글게 말았다가 펴준다.
다시 오목하게 등을 어깨 다시로 넣었다가 펴준다. 지나칠 정도로 과하게 볼록 오목 스트레칭을 하면 균형을 잃게 되어 넘어질 수도 있다. 자전거 균형이 흔들릴 만큼 하지 않고 가볍게 스트레칭을 한다.

3. 안장에 앉는 위치나 핸들 잡는 위치를 변경해 보라= 여러 근육을 골고루 쓰도록 해서 목의 피로를 줄여줄 수 있다. 안장에 앉는 위치만 바꿔도 스트레칭 효과가 있다. 안장 가운데 앉다가 뒤쪽에 앉으면, 팔과 엉덩이 거리가 멀어져 배가 펴진다. 배가 펴지면 팔은 그립 앞으로 밀게 되고 어깨 근육을 이완할 수가 있다. 어깨 근육이 이완되면 긴장을 누그러뜨리고 어깨 통증을 줄이고 목 뼈 근함을 누그러뜨릴 수 있다. 하지만 팔과 엉덩이가 먼 상태로 오

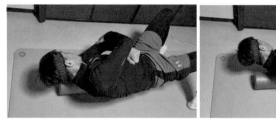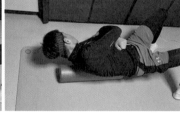

폼롤러 등 마시지 종방향.

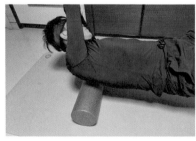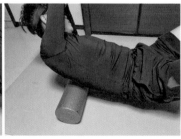

폼롤러 등 마시지 횡방향.

래 타면 허리가 아플 수도 있으니 번갈아 가면서 타도록 하자. 또한 핸들을 잡는 손 위치도 변경해 가면서 손목, 어깨, 목의 피로도를 낮출 수 있다.

4. 라이딩 후 꼼꼼하게 폼롤러로 등 마사지를 하라= 흔히 라이딩 후에는 스트레칭을 잘 하지 않는데, 그건 잘못된 습관이다. 반드시 해주어야 좋다. 폼롤러로 등 마사지할 때는 횡으로 종으로 모두 하는 게 좋다. 등 폼롤러 마사지는 쌓여 있는 피로가 입으로 빠져나온다. "후우, 시원하다!"

수영

나이가 들어도 할 수 있는 운동이 있을까. 있다. '수영'이다. 수영을 두고 사람들은 '죽을 때까지 할 수 있는 운동'이라고 말한다. 사이클과 함께 수영은 무릎 관절에 부하가 거의 걸리지 않는 운동이기 때문에 가능하다. 하지만 80세가 넘어가면 사이클을 하기에는 부담스럽다. 평생 할 수 있는 운동 수영에 대해 알아보자.

수영의 이쁜 자세

수영은 네 가지 영법이 있다. 접영, 배영, 평영, 자유형. 네 영법 중 가장 보편화되고 자유롭게 헤엄치면 되는 것이 자유형이다. 자유형은 '영'법으로 분류하지 않아서 자유'영'이 아니라 자유'형'이라고 한다. 자유형도 다른 운동과 마찬가지로 갖춰야 할 기본 자세가 있다. 수영자유형의 이쁜 자세에 대해 알아보자.

1. 팔젓기는 11자가 되어야 한다= 자유형 팔젓기 동작은 5단계이다. 글라이딩-캐치-풀-피니시-리커버리. 글라이딩 할 때 손이 몸 중심선을 절대로 넘어가면 안 된다. 보기 안 좋을 뿐만 아니라 에너지 손실이 크다. 한 팔이 앞으로 쭉 뻗을 때 일직선이 돼야 하며, 다른 팔이 앞으로 뻗을 때도 마찬가지로 일직선이 돼야 한다. 그렇게 연속으로 글라이딩하면 11자 형태가 된다.

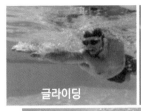
글라이딩

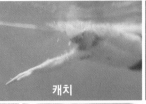
캐치

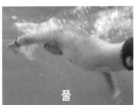
풀

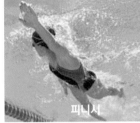
피니시

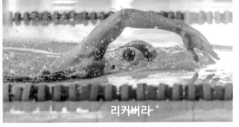
리커버리

2. 머리는 45도로 든다= 걷기와 달리기를 할 때 머리는 몸과 수평이 되어야 한다. 하지만 수영은 조금 다르다. 머리는 수면기준선에서 45도 들어 전방을 주시한다. 전방 45도 시선에서 눈동자만 위쪽으로 30도 더 올려보면 손끝을 볼 수 있다. 손이 중앙선을 넘지 않고 11자 팔젓기로 수영하고 있는지 확인할 수 있고, 자세가 흐트러졌을 때 자세 교정도 가능하다. 45도보다 더 많이 머리를 들고서 수영하는 경우도 있는데, 머리를 오래 들고 수영하는 만큼 목의 피로가 쌓이므로 과하게 머리를 들지 않는 것이 좋다.

45도 전방을 주시해야 하는 또 다른 이유는 앞에서 다른 사람이

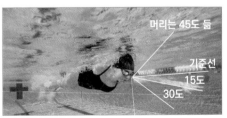
머리는 45도 듦
기준선
15도
30도

기준선에서 90도   시선은 45도

나 물체가 있는지 보면서 가야 한다. 전방 주시를 하면서 갈 수 있어야 본인뿐만 아니라 상대편도 안전할 수가 있다. 장거리 수영과 야외수영을 할 때는 더더욱 전방 주시를 할 수 있어야 한다. 장거리 수영은 천천히 가는 사람을 추월해서 가야 할 때도 있고, 마주 오는 사람과 부딪치지 않도록 의식해야 한다. 수영이 안전한 스포츠이기는 하지만, 혹시 모를 작은 사고의 위험도 사전에 피할 수 있도록 전방을 주시하면서 수영할 수 있어야 한다.

3. 롤링을 하면 이쁜 자세가 되고 속도가 빨라진다= 롤링은 팔젓기 할 때 몸통을 수직수면과 90도에 가깝게 회전하는 것을 말한다. 한쪽 팔이 길게 글라이딩 해야 몸통이 롤링 되고 다른 팔이 리커버리물젓기를 끝낸 팔이 수면 위에서 머리 앞으로 이동하여 손끝이 입수하는 과정를 한다.

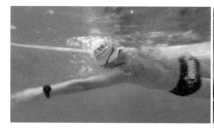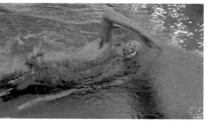

리커버리 할 때 머리를 지나는 시점에 팔꿈치가 가장 높은 각도로 위로 향하기 때문에 자세가 좋아 보일 뿐만 아니라 앞으로 뻗을 때도 팔이 몸통 중앙선을 넘지 않으면서 일자로 뻗을 수 있게 된다. 팔꿈치의 높은 각도가 머리보다 앞이나 뒤에서 이루어지면 자세가 흐트러진다. 손끝이 물을 꽂는 것에만 집중할 것이

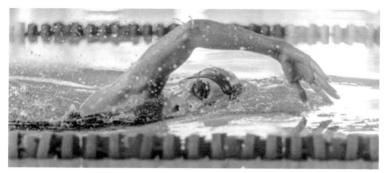

팔꿈치가 머리 중앙에서 가장 높은 각도가 된다.

아니라 팔꿈치가 머리 쪽에서 최정점에 위치하는지에 집중해야한다. 최정점에 있는 팔꿈치가 머리를 지나면서 높이가 낮아지고 손끝이 먼저 물에 꽂혀야 한다. 머리를 지나서 팔꿈치 높이가 최고가 되면 손끝이 아닌 전완근손목과 팔꿈치 사이의 근육이 먼저 물에 닿게 된다. 반면 머리에 도달하기 전에 팔꿈치 높이가 최고가 되면 팔이 11자로 뻗어지지 않고 몸통 중앙선을 넘어가서 지그재그로 수영하게 될 수도 있다.

다음 사진은 수영할 때의 좌우 리커버리 자세이다. 한 팔이 머리를 지나가는 순간에 팔꿈치가 가장 높은 각도로 위로 향하고 있다.

또한 롤링 하면 몸통이 가로에서 세로가 되어 물 저항을 적게 받아 물을 당길 때 앞으로 나아가는 속도가 빨라진다.

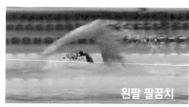
왼팔 팔꿈치

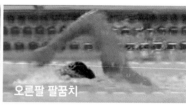
오른팔 팔꿈치

10km 장거리 수영을 가능하게 하는 것들

수영에 재미를 붙이면 궁극적으로 무엇을 하고 싶어 할까? 빠르게 수영하는 것보다는 먼 거리를 힘들이지 않고 그것도 우아한 자세로 수영하는 것이 아닐까? 5km까지는 도전해 볼 용기가 나지만 10km는 쉽게 엄두가 나지 않을 수 있다. 하지만 롤링을 연습하고, 호흡 각도와 스트림라인을 점검하고, 발차기에 힘을 빼면 10km도 어렵지 않다.

1. 롤링은 장거리 수영을 쉽게 해준다= 롤링은 몸통이 수직에 가까워서 풀\물\을 앞에서 뒤로 당김을 할 때 물 저항이 적어서 속도가 빨라진다. 그리고 롤링 해서 만든 긴 글라이딩은 등의 큰 근육인 광배근뿐만 아니라 승모근, 삼각근, 상완삼두근도 이용하여 물을 당기게 되어 더 힘

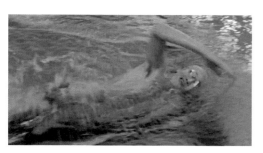

롤링이 수직에 가까운 좋은 자세.

있는 팔젓기를 할 수 있다. 롤링은 몸통이 많이 돌아가므로 호흡할 때 고개를 작게 돌려도 되므로 여유 있는 호흡이 가능하다. 롤링은 긴 글라이딩이 가능해서 팔이 길게 글라이딩 하는 동안 휴식을 취하고 체력이 회복해져 장거리 수영이 가능하게 한다.

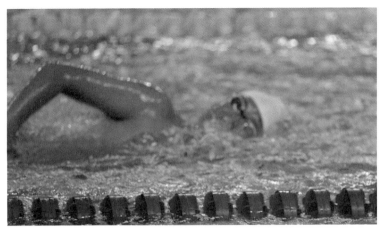

천안 10km 울트라 수영대회에 참가한 필자 모습.

2. 호흡하는 각도를 아래쪽 5~15도로 하면 장거리가 쉬워진다= 롤링을 90도로 완벽하게 구사하지 못하는 상태에서 자유형 호흡을 수월하게 하는 방법은 옆으로 호흡할 때 머리를 정확하게 옆 수평으로 하는 게 아니라 약간 아래쪽 5~15도 사선으로 머리를 돌려서 호흡하면 호흡이 쉬워진다.

이때 사선은 고개를 옆으로 돌렸을 때의 각도에서 몸 아래쪽으로 5~15도로 머리를 돌려 호흡한다는 의미이다. 5도에서 15도까지 조금씩 변경해 가면서 본인에 가장 적합한 각도를 찾으면 된다. 롤링이 수직으로 잘되는 사람이면 고개를 돌려서 머리 각도가 수평으로 할 수 있다. 그리고

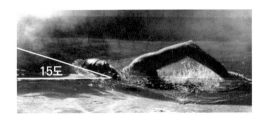

호흡할 때 입의 가장자리까지만 고개를 돌리고, 과하게 돌아가지 않도록 해야 한다. 입의 반까지만 고개를 돌려서 호흡하라는 전문가도 있는데, 그건 속도가 빠를 때만 가능하다. 빠르게 수영하면 머리부터 웨이크물결가 생겨서 입의 반까지만 고개를 돌려도 물이 입으로 들어오지 않는다.

하지만 수영하는 속도가 떨어지거나 옆에서 수영해서 지나가는 웨이크로 갑자기 입에 물이 들어올 수 있다. 입에 물이 들어오면 다시 뱉어야 하므로 번거로움을 줄이고 위생을 위해서 입의 가장자리까지 고개를 돌리도록 한다. 입 반까지만 고개를 돌리는 연습을 하는 시간에 롤링을 제대로 하는 연습을 더 하는 것이 현명할 수 있다. 90도 롤링 하면 호흡을 위해 고개 돌리는 것이 무척 수월하여 고개를 입 가장자리보다 더 많이 돌려서 호흡해도 에너지 소모가 별로 없다는 것도 느낄 수 있다.

하지만 고개가 불필요하게 많이 돌아가면 몸의 중심이 자칫 흔들릴 수 있게 되므로 최소의 각도로 호흡하고 최소로 고개를 돌려서 호흡하는 연습이 필요하다.

3. 스트림라인을 만들어 하체를 띄우라 = 스트림라인 자세는 몸 전체를 수면에 띄우고 일직선으로 만들어 준다. 스트림라인을 만들지 못하면 하체가 가라앉기 쉽다. 스트림라인을 만드는 방법은 '배쏙가위'신체검사 키 재기 할 때 키를 높이기 위해 배를 쏙 집어넣고 가슴을 위로 끌어 올리는 자세를 하면 된다. 스트림라인 스트레칭 하는 방법은 '배쏙가위' 자세로 벽이나 나무에 한쪽 팔씩 번갈아 가며 최대

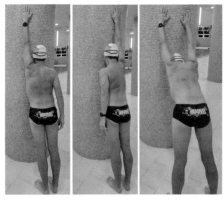 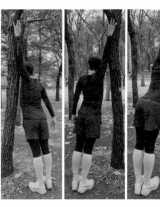

기둥에서 스트림라인 스트레칭.   나무에서 스트림라인 스트레칭.

한 위로 일직선으로 뻗어 '어깨 관절 회전 반경'을 늘려 준다. 몸을 더 앞으로 가게 해서 어깨를 더 깊게 스트레칭 할 수 있는 '나무에서 스트림라인 스트레칭'이 효과가 더 큰 것을 볼 수 있다.

스트림라인 자세는 배에 힘을 주고 가슴을 최대한 위로 끌어올려서 척추 관절이 펴지는 자세이다. 스트림라인이 되면 몸이 통나무 안에서 수영하는 느낌으로 불필요한 동작이 없어지고 최대한 일직선으로 수영할 수 있다. 수영을 일직선으로 하면 군더더기 없이 앞으로 뻗어가는 수영을 하게 되어 효율이 좋아져 같은 힘으로 더 빠른 속도로 수영할 수 있다.

공간이 허락하는 곳에서 스트림라인 스트레칭을 자주하면 자유형 하체 띄우기에 도움이 많이 되고, 덤으로 복근 운동도 할 수 있다.

4. 장거리 발차기는 2비트가 가장 좋다= 5km 이상 장거리 수영의 발차기는 스트림라인 유지가 되고 롤링이 제대로 되면 2비트가 가장 좋다. 2비트 킥은 팔젓기 한 번에 발차기 한 번 하는 것이다. 장거리는 에너지를 아껴 오래 가야 하므로 발차기는 가장 간결한 2비트가 유리하다. 발차기가 앞으로 나아가는 주된 동력이 아니다. 발차기는 거들 뿐이다. 주된 동력은 물을 잡고 당겨서 가는 상체의 힘이 70%가량 차지한다. 2비트 발차기는 가볍게 차기보다는 발목 스냅으로 물 아래로 짧고 강하게 차야 상체에서 만든 앞으로 가는 속도를 멈춤 없이 정속으로 가게 하는 가교제 역할을 한다. 5km 이내 중단거리 대회라면 개인 체력에 따라 6비트팔젓기 두 번에 발차기 여섯 번나 4비트팔젓기 두 번에 발차기 네 번를 해도 된다. 물론 10km 마라톤 수영은 기록을 위해 4비트로 1등 하는 선수도 있지만, 아마추어는 2비트가 유리한 면이 많다. 장거리 대회라 하더라도 즐기면서 그리고 이쁜 자세로 수영한다면 연비가 가장 좋은 2비트가 으뜸이라 말하고 싶다. 주위에서 어떻게 안 쉬고 10km를 수영할 수 있는지 묻는데, 답은 '쉬면서 하면 된다'이다. 이 형용모순은 '팔을 앞으로 쭉 뻗을 때길게 글라이딩 할 때 쉰다'로 해소된다. 짧은 시간이지만 편하게 쉴 수 있게 된다.

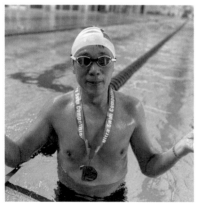
10km 울트라 수영대회 완주 후의 필자.

수영하다 어깨 다치지 않으려면

2022년 8월 13일이었다. 나는 자유형으로 2백 미터를 갔을까, 왼쪽 어깨가 찌릿하게 아팠다. 멈출까 하다가 안 아프게 수영하는 방법이 없을까를 생각했다. 천천히 팔을 젓고, 약하게 발차기하며 물속에서 곰곰이 방법을 생각했다. 방법을 고민하니 답이

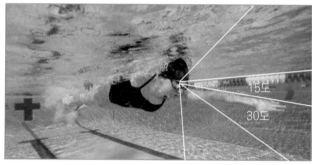

머리는 45도 듦
기준선
15도
30도
글라이딩은
15도가 좋다
기준선에서 90도
캐치(물 잡기)를 45도에서 시작하면 어깨를 다치지 않는다

떠올랐다. 팔의 각도를 조절해 글라이딩한쪽 팔을 앞으로 쭉 미는 동작과 캐치물 잡기를 하면서 어깨가 아프지 않은 각도를 찾았다.

캐치를 45도에서 시작하면 어깨를 다치지 않는다. 먼저 글라이딩 할 때 팔을 수면에서 15도가량 아래쪽으로 뻗어야 한다. 수면0도과 가깝게 팔을 뻗으면 캐치 동작으로 넘어갈 때 시간이 부족해서 급하게 캐치하게 되어 어깨에 부하가 더 걸려 아프게 된다. 글라이딩을 15도만큼 아래로 하면, 팔이 몸쪽에 그만큼 가까이에 위치하기 때문에 다음 동작으로 부드럽고 더 짧은 시간에

넘어갈 수 있다. 잠시 멈추었다가 '캐치'로 가는 불필요한 동작을 하지 않아도 되고, 팔 동작이 자연스럽고 매끄럽게 이뤄진다.

그다음 15도로 글라이딩 한 왼팔이 바로 물을 잡지개치 않고, 30도 추가로 떨어뜨린 후 당기니풀은 하니 어깨가 아프지 않았다. 서둘러 물을 당겨서 어깨에 부하가 걸리는 것은 우리가 일상에서 물건을 들 때 몸에서 멀리 있는 상태로 들면 어깨를 다치는 것과 같은 원리인 것을 알게 되었다.

2023년 8월 초, 나는 자유형을 2.5km 하고 나니 이번엔 오른쪽 어깨가 찌릿 아팠다. 왜 그럴까. 다시 분석하고 자세 교정에 들어갔다. 오른팔을 글라이딩 하면서 몸이 롤링팔젓기를 할 때 몸통을 약 90도로 회전이 잘되고 있는지와 롤링 후 오른팔이 수면에서 45도 떨어진 후 물을 잡고서 당겼는지를 분석했다. 일부러 과장되게 롤링 해 보기도 하고, 오른팔이 물 아래로 45도 가라앉았다는 느낌이 확연히 올 때 물을 당겨 보았다. 확실히 어깨 아픈 것이 줄어들었다.

하지만 완벽하게 자세 교정을 하기에는 부족할 수 있다는 생각이 들었다. 내가 내 자세를 볼 수 없기 때문이다. 이제는 내 자세를 보면서 교정하고 싶었다. 145쪽 '수영의 이쁜 자세'에서 이야기한 '머리는 45도로 든다'를 하면서 자세 교정을 했다.

'네 번의 스트로크에 한 번 호흡'오른쪽, 왼쪽, 오른쪽, 왼쪽 네 번의 팔 스트로크에 오른쪽 호흡을 하면서 45도로 전방을 주시했다. 같은 주기로 팔과 어깨의 연결 부위에 있는 삼각근어깨세모근이 왼쪽과 오른쪽이 보이는 부위가 같으면 글라이딩과 롤링을 균일하게 하는 것이다. 나는 왼쪽 글라이딩을 길게 하고 오른쪽 글라이딩을 짧게 하는 것을 보고 스스로 많이 놀랐다. 오른쪽 어깨 통증 원인도 동시에 알게 되었다. 인과 관계를 아니까 바로 교정할 수 있었다. 왼쪽이 길게 '쭈욱', 오른쪽이 짧게 '쭉'이 아닌 '쭈욱' 길게 연습하면서 바로 교정했다. 오른쪽 글라이딩이 왼쪽 글라이딩보다 짧은 것은 더 짧은 시간에 롤링이 제대로 되지 않고 있다는 것이다. 부족한 롤링 상태로 서둘러 팔젓기를 하면 '캐치물잡는 동작'가 팔이 45도 가라앉기 전에 하고 있다는 것이다. 물의 저항이 커서 물을 잡고 당길 때 어깨 부하가 더 많이 생긴 것이었다. 또한 팔젓기의 효율이 낮아져서 에너지 손실이 생겨 같은 힘을 쓰더라도 속도가 줄어들게 된다.

호흡이 긴 사람은 네 번 스트로크 호흡이 아닌 여섯 번 스트로크 호흡으로 자세를 교정하면 더 좋다. 네 번보다는 여섯 번 스트로크로 길게 수영하며 좌·우 어깨를 더 많이 보면 좋지 않은 자세를 발견하기 쉽고 교정되는 것을 더 오래 볼 수 있기 때문이다. 왼쪽과 오른쪽 모두 어깨 통증을 느껴보면서 나는 글라이딩, 캐치, 롤링을 점검해 어깨 부상을 미리 예방하는 방법을 찾게 됐다.

2022년 왼쪽과 2023년 오른쪽 어깨 통증의 현상과 예방법을 알았다. 시간이 더 흘러서 2022년 왼쪽 어깨 통증의 원인도 알게 되었다. 로우핑loping 스트로크에 심취되어 잘못된 자세로 연습을 많이 했던 것이 화근이었다.

로우핑은 말이 큰 보폭으로 '따가닥 따가닥' 뛰는 것을 말한다. 그래서 로우핑 스트로크를 엇박자 스트로크라고 부른다. 로우핑 스트로크는 물을 당기는 구간이 오른팔이 끝나자마자 왼팔이 거의 연속적으로 일어난다. 그러다보니 우리가 늘 봐왔던 정박자 스트로크와 다르게 엇박자가 나는 것으로 보인다. 로우핑 스트로크는 오른쪽과 왼쪽의 풀(물당기기) 동작을 연속으로 이어 하면서 속도가 더 빨라지게 되는 것이었다.

엇박자처럼 보인다고 해서 오른팔 글라이딩을 왼팔보다 길게 하면, 왼팔이 물을 빠르게 잡아야 하므로 물잡고 당기는 시간이 짧아져서 오른쪽과 같은 물을 잡으려다 보니 팔이 45도까지 내려가지 않고 물을 당겨서 어깨가 아프게 되었던 것이다.

로우핑 스트로크는 물잡기를 제대로 할 수 있는 수영선수가 하기에 적합하다. 로우핑 할 때 2% 이상 기록이 갱신되었지만 어깨 통증 이후 다시는 하지 않는다.

건강을 위한 수영, 더 멋진 자세를 위한 수영을 위한 것이라면 속도 향상을 위한 로우핑 스트로크를 지양하고 정박자로 동일한 롤링과 글라이딩을 하는 것이 좋다. 좌우가 같은 각도로 롤링을 하고, 좌우 글라이딩을 같은 거리로 길게 뻗으며, 15도로 글라이딩이 끝나는 시점에 팔이 30도 더 떨어진 후 물을 잡고서 당겨야 부상 없이 더 멋진 자세로 수영을 즐길 수 있는 걸 깨달았다.

혹시 바다 수영을 한다면 롤링의 중요성은 더욱 커진다. 일반적으로 바다 수영은 수트를 입고 하는데, 수트의 부력으로 팔젓기가 제대로 되지 않아 어깨를 다치는 경우가 있다. 이때도 롤링을 제대로 하면 어깨를 보호할 수 있다.

바다 수영을 안전하게 즐기려면

수영장에 가면 레슨 받는 사람들이 많다. 초급, 중급, 고급 그리고 마지막 단계인 마스터반으로 세분화되어 있다. 초급, 중급 단계를 거쳐 고급반이나 마스터반에 가면 바다 수영에 관심이 간다. 갇힌 곳에서 벗어나 탁 트인 바다에서 수영하면 정말 이보다 더한 신선놀음이 없다는 걸 알게 된다.

2019년 2월, 철인3종에 입문한 나는 철인대회 참가를 위해서 오픈 워터 상이나 바다처럼 확 트인 곳에서 연습을 최소한 2번 이상 해봐야 했다. 한강 잠실수중보에서 오픈 워터 수영을 해보고 나서 고성 철인 경기에 참가해 당항포 바다에서 처음 바다 수영을 했다. 그러다가 코로나로 수영장을 한동안 갈 수 없었다.

그러던 어느 날 직장 동료가 바다 수영을 같이 가자고 했다. 2021년 7월 24일 대부도에 있는 구봉도에 가서 나는 바다 수영 3.5km를 하면서 바다 수영에 입문하게 되었다. 수영을 좋아하고 물을 좋아하는 사람은 바다 수영 제안이 있으면 거절하지 않고 도전하게 된다.

2023년 6월 갑자기 비보가 들려 왔다. 한강에서 수영 훈련 중이던 60대가 심정지로 숨을 거두었다는 뉴스였다. 평소에 지병도 없었고, 오픈 워터 수영도 처음이 아니라고 한다. 그렇다고 사망 원인이 고령 때문이라고 할 수도 없었다. 바다 수영 동호회에 가보면 의외로 60대가 많다. 수영 실력과 체력이 이삼십대보다 더 좋은 분들이 많다. 분명하게 말 할 수 있는 건 유의해야 할 걸

지키지 않아서 사고가 발생했다는 점이다. 바다를 포함한 오픈 워터 수영에서 주의할 점을 알아본다.

첫째, 입수하기 전 스트레칭을 충분히 하라. 일단 물에 들어가면 스트레칭을 할 수가 없으므로 충분히 몸을 풀고 입수하는 것이 순리이다. 입수 전 스트레칭을 땀이 날 수준으로 열심히 하여 전신을 풀어 줘야 한다.

둘째, 물에 들어가기 전 수트 안에 약간의 물을 넣어라. 물에 들어가기 전에 수트 안에 물을 조금 넣는 것은 수영 중에 차가운 물이 들어오더라도 심장이 놀라지 않도록 하기 위해서다. 수트 안의 약간의 물은 수영할 때 보온 역할도 한다. 물의 온도가 충분히 높은 여름에도 수트에 물을 넣는 습관이 필요하다.

셋째, 처음 50~100m는 천천히 웜업 수영을 하여 몸을 데운 후 정상 수영 속도로 수영하라. 웜업의 뜻이 무엇인가? 몸을 '따뜻하게 데워서' 컨디션이 '업' 되도록 한다는 말이다. 몸이 오픈 워터에 적응하는 시간을 줘야 한다.

넷째, 항상 부이가 몸 곁에 있고 주위 사람과 소통하라. 부이가 몸 뒤에 따라오고 있는지 수시로 확인해야 한다. 다리에 쥐가 나거나 중간에 휴식해야 할 때 부이가 꼭 필요하다. 유능한 수영 강사라고 부이를 하지 않고 수영하는 사람도 있는데 이는 바람직하지 않다. 철인3종 대회나 대규모 훈련에는 안전 요원이 늘 있어서 부이 없이 수영하기도 한다. 하지만 안전 요원이 없는 소규모의 훈련이라면 반드시 부이가 필요하며, 최소 2명 이상이 동행 훈련을 해야 한다. 소통해 가면서 안전하게 수영해야 하고, 어떤 경우라도 조치해서 도움을 줄 수 있도록 해야 한다.

다섯째, 바다수영은 파도가 1m 이내에 하는 것이 안전하다. 파도 1m가 할지 말지의 기준점이 되며, 1.1m 이상부터는 자제해야 한다. 물에 대한 두려움이 있는 사람은 파도가 거의 없을 때 훈련을 많이 한 다음 점차적으로 파도에 익숙해지도록 해야 한다.

바다 수영은 실내 수영과 다르다는 점을 알아야 한다. 누구도 바다의 대자연을 이길 수 없다. 바다에 순응할 줄 아는 지혜도, 바다와 친하게 지낼 수 있는 여유도 필요하다. 인간이 바다를 만날 때 갖출 수 있는 최소한의 매너를 지켜야 사고를 막을 수 있다. 최소한의 매너란 차림새수트, 부이 착용 등와 두 명 이상의 인원 구성, 수영 실력, 바다를 즐길 수 있는 체력, 그리고 겸손함이다.

바다 수영에 필요한 장비

· 수트 : 갑작스럽게 냉수대를 만났을 때 체온 유지가 가능하여 심장마비를 피할 수 있고, 해파리 · 물벼룩 · 날카로운 바위 · 햇볕 · 낮은 파도로부터 보호받을 수 있다.

· 수모 · 수경 · 수영복 : 수영복을 수트 안에 입고서 바다 수영을 마쳤을 때 세면대에서 수영복 차림으로 몸을 헹구고 옷을 갈아입을 수 있다.

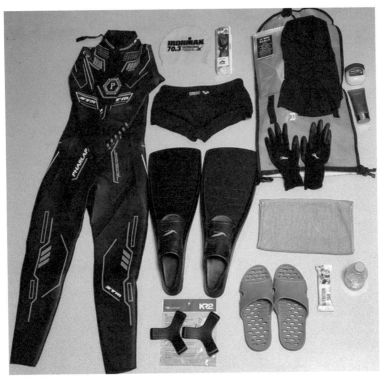

바다 수영 장비들.

· **핀(오리발)** : 바다 수영용 핀Fin은 실내 수영장 오리발보다 조금 더 무겁다. 실내 수영장 핀을 사용해도 무방하다.

· **핀 서포트** : 핀이 바다에 빠지는 것을 방지한다.

· **부이** : 바다 수영을 하다가 힘들면 바다에서 부이를 붙들고 쉴 수 있다. 그리고 부이를 안고서 발차기로 전진할 수 있다. 발차기를 잘 하는 사람은 발차기와 팔젓기까지 모두 하는 사람과 속도가 비슷하

므로 발차기 잘하는 것은 바다 수영의 큰 장점이 된다. 나는 활력을 더하고 자신감을 높여주는 효과가 있는 주황색 부이가 좋다.

· 넥커버 후드 마스크 : 썬크림을 노출된 코, 입술, 눈가만 바르면 되고, 목쓸림 방지가 되어 바셀린을 바르지 않아도 된다. 2km 이내 비교적 짧은 거리의 바다 수영은 바셀린을 바르지 않고도 가능하겠으나, 3km 이상의 거리는 헤드업 때 생기는 수트의 목 쓸림으로 상처가 생겨 따가워서 수영하기가 불편해지므로 넥커버 후드 마스크를 착용하거나 바셀린을 발라 줘야 한다.

넥커버 후드 마스크는 구입 후 코 부분을 살짝 도려내서 물에 들어가면 코로 절대로 호흡이 되지 않는다. 코 아랫부분이 보이도록 넉넉히 찢어야 코로 숨을 천천히 내쉴 수 있다. 귀는 굳이 구멍을 낼 필요가 없다.

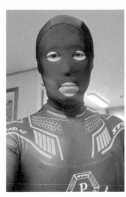
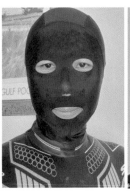
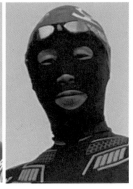

구입 후 착용.
부적합 : 코로 호흡 불가

코 부분 살짝 도려냄.
부적합 : 코로 호흡 힘듦

코 부분 손으로 찢음.
적합

· **여름 장갑** : 최대한 얇고 물을 적게 먹는 장갑이어야 물잡기가 편하다. 여름 장갑은 수트를 착용할 때 사용해도 되며 일석이조다. 실미도는 따개비가 많은 곳이므로 장갑을 반드시 착용해야 한다. 구봉도도 간조 때 양식장이나 바위에 손을 다칠 수 있어 장갑 착용이 필요하다. 장갑을 끼면 손이 햇볕에 그을리지 않고 여름에는 해파리와 물벼룩으로부터 자유로워지므로 필수이다.

· **얇은 수건** : 부이 안에 넣어 두었다가 수영이 끝난 후 세면대에서 바로 몸을 씻은 후 닦을 수 있으므로 부피가 적은 얇은 수건이 좋다. 실미도와 같이 차로 돌아와서 차 옆에서 가지고 간 물로 몸을 씻는다면 차에 수건을 둬도 된다.

· **슬리퍼** : 수영을 다 하고 뭍으로 나올 때 따개비 등으로 이뤄진 해안 바닥은 발바닥을 다치게 하므로 반드시 부피가 적고 가벼운 슬리퍼를 부이 안에 넣어 가야 한다. 슬리퍼도 바닥에 구멍이 없고 가벼워야 따개비로부터 보호받고, 휴대하기가 좋다.

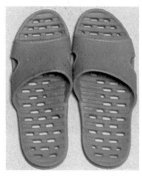 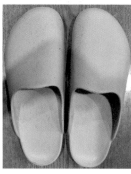

바닥에 구멍이 많고 얇은 슬리퍼(149g)는 따개비가 없는 해안에 적합하고, 바닥에 구멍이 없고 가벼운 슬리퍼(227g)가 대체로 더 적합하다.

· **자외선 차단 양말** : 장갑을 착용하는 이유와 동일하다. 발이 햇볕에 그을리지 않고 여름에 해파리와 물벼룩으로 자유로워진다.

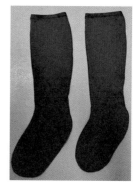
자외선 차단 양말.

· **동계 장갑, 동계 양말, 후드조끼** : 사람마다 차이가 있겠지만, 일반적으로 해수 온도가 18도로 낮아지면 동계 장갑과 동계 양말이 필요하고, 15도 이하로 낮아지면 후드조끼가 필요하다. 저체온증을 방지하기 위해 동계 장비를 잘 챙겨 입어야 한다.

참고로 바다 수온이 18도이면 일반적인 사람은 "아, 차가워!"라고 느낀다.

운동은 과유불급이다

보디빌딩의 전설 아놀드 슈왈제네거에게 인정받은 프로 보디빌더 세드릭 맥밀란이 2022년 4월 12일 사망했다. 세드릭은 2017년 세계를 대표하는 보디빌딩 대회인 '아놀드 클래식'에서 우승했었다. 그는 평소 몸을 가꾸기 위해 엄청난 운동량을 소화하는 걸로 유명했다. 그런데 2021년 7월 심장에 문제가 있다는 것을 알았다. 곧 11월에 있을 아놀드 클래식 출전을 포기했다. 하지만 그는 코로나19 감염을 겪으면서도 운동을 줄이라는 의사들의 조언을 무시하고 고강도 운동을 계속했다. 결국 2022년 4월 12일 러닝머신에서 운동하다가 심장마비로 세상을 떠났다. 그의 나이 겨우 마흔넷.

수영계의 큰 별 조오련 씨의 심근경색에 의한 돌연사도 많은 사람의 안타까움을 자아냈다. 그는 아시안게임 400m와 1500m에서 6회와 7회 연속 금메달을 딴 전설이었다. 28세에 대한해협과 30세에 도버해협을 횡단했던 그는 30년이 지난 58세에 대한해협 두 번째 횡단을 결심하고 고강도 훈련을 했다. 두 번째 횡단을 1년 남기고, 57세의 나이에 심장마비로 유명을 달리했다.

세드릭과 조오련의 사례가 지나친 일반화일 수 있다. 하지만 과한 운동이 몸을 해치는 사례라 말하기에는 부족함이 없다.

반대로 선수 생활을 짧게 하고 이른 은퇴로 장수했던 사례도 있다. 1923년생인 서윤복 선수는 2017년 94세까지 장수했다. 1947년 24세의 나이로 보스턴 마라톤을 우승하였고, 선수 활동은 23~25세까지만 하고, 31세부터 육상 감독의 길로 들어서서 후배 양성에 힘을 쏟았다.

한국인 최초 올림픽 금메달리스트인 손기정 선수도 1912년생인데, 2002년 90세까지 장수했다. 1936년 8월 9일 24세에 제11회 베를린 올림픽 마라톤 금메달을 딴 이후 일제 탄압으로 조기 은퇴했다. 손기정 선수는 더 많은 한국 신기록과 세계 신기록을 세울 기회는 없어졌지만, 이른 은퇴로 무리한 훈련을 하지 않아도 됐다. 정확하게 56년이 흐른 1992년 8월 9일 바르셀로나 올림픽 마라톤에서 황영조 선수가 1위로 피니시 라인을 들어오는 것을 손기정 선수가 함께 하셨다. 역사에 길이 남을 영웅이 우리 국민과 오랫동안 함께 할 수 있었던 것은 과도하게 달리지 않았던 건 아닐까?

서윤복과 손기정 선수 모두 25세의 젊은 나이에 선수 생활을 그만두었고, 이른 은퇴기 오히려 장수하는 데 도움이 된 것 같다.

운동은 기록에 연연하면 무리하게 된다. 무리를 하면 몸이 부상을 겪거나 심지어 심장마비와 같은 사고를 만나게 된다.

운동은 자신의 나이와 신체 조건에 맞는 강도로 적절하게 해야 한다. 적당히 운동해야 건강하게 오래 사는 것임을 잊지 말아야 한다. 운동은 과유불급으로 지나친 것은 부족한 것과 동일하다. 넘치면 부작용이 다가오고 부족하면 병이 찾아온다.

운동을 하다 일단 부상이 왔거나 부상이 오려고 하면 운동량이 많음을 의심해 봐야 한다. 부상 조짐이 있으면 운동량을 줄여야 한다. 물론 나름의 목표가 있다면 운동량을 줄이기가 쉽지 않다. 하지만 과다한 운동량을 유지하려다 다친다면 무슨 의미가 있는가. 아니함만 못하다.

우리는 건강을 위해서 운동한다. 달리기를 꾸준히 하여 일정 시간이 지나면 서브4는 대부분 한다. 동호회에서 대회에 함께 참가하면 보이지 않는 경쟁 속에서 목표를 달성하면 다음번에는 좀 더 높은 목표를 잡게 된다. 목표를 달성하려고 운동량을 늘리고 무리하게 되면 부상이 쉽게 찾아온다. 그래서 빠른 속도로 달리기는 지양하고, 느린 속도로 300km 이내로 뛰는 편이 좋다. 근육량, 체중, 나이 등 개인 편차가 있기에 특히 빠른 속도로 달리기할 때의 적당한 거리를 규정하기는 무척 어렵다. 확실히 말할 수 있는 건, 건강을 위한 달리기라면 빠른 속도로 달리는 것은 지양하는 것이 좋다. 고령인데도 달리기가 취미로 부상 없이 하는 분들을 보면 빠른 속도로 달리는 분을 찾아보기가 어렵다!

조선 후기의 거상 임상옥은 잔에 7할이 넘는 술이 채워지면 밑구멍으로 되려 술이 빠져나가는 술잔 '계영배戒盈杯'를 늘 곁에 두고서 지나친 욕심을 경계했다고 한다. 70% 이상의 술을 따르면 대기압으로 인해 잔 가운데 있는 관을 타고 술이 스스로 빠져나가도록 설계되어 있다. 이처럼 완전히 채우지도 완전히 비우지도 않게 적절히 운동해야 건강하게 오래 살 수 있다.

운동은 몸을 해칠 만큼 많이 할 필요가 없다. 몸을 만드는 것이 우선이다. 기초 체력이 있고 몸이 가벼우면 굳이 달리기를 많이 할 필요가 없다. 1주일에 한 번만 뛰어도 충분하다. 사이클도 한 달에 두 번 해도 된다. 수영은 30~50분 일주일에 두 번 이상 하면 좋다. 횟수를 달리기 주 1회, 사이클 월 2회, 수영 주 2회를 언급한 이유는 그 이상으로 많이 할 필요는 없으나, 최소 주기로 하면 매번 할 때 어색하지 않고 몸에서 빠르게 정상적으로 반응하기 때문이다. 운동의 효율 측면과 과유불급의 측면에서 많이 할 필요가 없다.

운동 붐이 강하게 불고 있다

코로나19로 취소되었던 각종 운동 대회가 다시 활발하게 열리면서 운동 붐이 일고 있다. 특히 마라톤 대회의 경우, 참가 인원도 대폭 늘고, 기록 또한 좋아져서 실력이 상향평준화가 되었다는 평가를 받을 정도다. 국내 3대 마라톤 대회는 대회 접수를 시작하면 1시간 이내에 모두 마감될 만큼 달리기에 대한 열정을 실감할 수 있다.

2023년 JTBC 마라톤을 보더라도 러너들이 실력이 얼마나 향상되고 있는지를 알 수 있다.

마라톤에서 서브3(3시간 이내 완주)은 상위 3% 이내에, 서브330(3시간 30분 이내 완주)은 상위 15% 이내에, 서브4(4시간 이내 완주)는 상위 38% 이내에 뛰어야 한다. 남성 기준으로 달리기에 입문해서 꾸준히 달리면 빠르게는 1년, 보통 4년 이내에 서브4를 한다. 물론 과체중이거나 달리기 자세가 좋지 않아 속도에 영향을 미친 경우는 제외하고는 말이다.

나는 2023년 JTBC 마라톤에 참가하여 3시간 27분을 뛰었는데, 상위 12%였다. 백 명 중에 내 앞에 11명이나 있다는 것이다.

마라톤을 해 본 사람은 알겠지만 서브4 하기가 결코 쉽지만은 않다. 서브330을 한 번만이라도 해보고 싶어 하는 러너들이 많지만 뜻을 이루기가 어렵다. 이 어렵다는 서브330을 백 명 중 15명이나 하니 엄청나고도 놀랍기만 하다. JTBC 마라톤 운영본부에서 집계한 2022년 JTBC 마라톤 통계를 보면, 서브3, 서브330, 서브4 기록 보유자가 2019년에 비해 70%가 증가했다. 2023년 JTBC 마라톤은 역대 최다인 35,000명이 참가했다.

마라톤을 하면서 기록을 중요하게 생각하고 달리는 것은 바람직하다. 하지만 기록을 깨기 위해 몸을 해칠 만큼 훈련을 하게 되면 반드시 부상은 오게 되어 있다. 나이, 신체조건, 달리기 자세가 잘 어우러진 상태에서 꾸준히 달리다 보면 본인의 조건에 맞는 기록이 나온다. 서두르지 말고 차근차근하면 본인만의 기록이 저절로 갱신된다. 쉽게 부인할 수 없는 건 오랜 기간 달려왔던 러너도 60세가 넘어가면 기록은 점점 떨어지게 되므로 지나친 기록을 추구하지 말고 95세까지 건강하게 달릴 거라는 여유 있는 마음가짐이 중요하다.

다른 운동도 마찬가지다. 즐기면서 몸에 무리가 가지 않도록 적당히 하는 것이 좋다. 요즘은 여기저기서 운동하는 모습을 많이 볼 수 있는데, 따라하려다 몸을 다치는 경우를 볼 수 있다. 운동하고 싶은 욕구만큼 정확한 자세로 해야 한다.

운동 붐의 시대, 나도 한 번 이 대열에 합류해 건강도 다지고 힐링도 해보면 어떨까.

달리기 95세, 수영 100세까지 하려면!

달리기는 정말 좋은 스포츠다. 달리기는 체중 감량에 으뜸이고, 성취감과 자신감이 생기게 해준다.

달리기는 공간 제약이 적어서 뛸 수 있는 공간만 있으면 언제든지 할 수 있다. 달리기는 취미로서 활동하는데 비용이 상대적으로 적게 들어서 경제적 부담도 적다. 달리기는 올바른 자세를 가지고 천천히 뛰면 95세까지 오래 할 수 있는 스포츠다.

무리하지 않고 꾸준히 운동하는 사람은 나이가 들어도 건강하게 장수하는 사례들이 관찰된다. 사람마다 달리기 자세, 근육량, 체중이 달라 95세까지 달릴 수 있다고 단정 짓기는 어렵다. 하지만 빠르게 걷기, 실내자전거, 계단 오르기 등의 보조 운동을 함께 한다면 95세까지 달리지 못할 이유도 없다.

그렇다면 건강을 위해 하는 달리기는 기록이 우선이 되면 절대적으로 오랫동안 할 수가 없다. 허리디스크를 수술하고 무릎에 쇠심을 박고 인대 끊어지고 나서 후회하면 늦다. 재능이 있어서 서브3(3시간 이내 완수)하는 러너라 할지라도 나이가 들면 속도도 줄여가며 하는 것이 달리기를 오래 할 수 있는 비결이다. 서브330 3시간30분 이내 완주을 하는 러너는 무리하게 싱글3시간~3시간9분에 완주을 하겠다고 고집할 필요가 없다. 싱글을 하게 되면 분명 서브3을 하겠다고 더 욕심을 내기 마련이기 때문이다. 그러면 훈련 시간이 길어지고 훈련 강도가 높아지면서 큰 부상이 올 수 있다.

서브4를 하는 러너가 서브330을 도전하는 것은 달성 가능성이 클 수 있다. 하지만 키에서 체중을 뺀 숫자가 110에 근접한 경우라면 뛰면서 몸에 부하가 적게 실려 도전해 볼 만하다. 서브330 성취를 하더라도 몸에 무리가 가지 않는 경우에만 서브330 기록을 유지해야 한다. 꾸준히 뛰다 보면 분명히 실력이 늘게 되어 있다. 기록에 욕심을 낼 것이 아니라, 정확한 자세와 지구력에 욕심을 내야 한다. 자세와 지구력이 좋으면 기록은 어느 구간까지는 좋아진다. 꾸준히 달리다 보니 서브330을 하게 된 러너가 굳이 자신의 성장하는 기록을 막을 필요는 없다. 달리는 거리가 많지 않더라도 꾸준히 기록이 좋아지는 경우라면 더 기록이 좋아지도록 놓아주는 것이 바람직할 것이다.

서브4는 달리기를 취미로 하는 러너는 빠르면 1년, 늦게는 몇 년이 걸릴 수 있다. 시간이 지나면 대부분 서브4를 하게 된다. 서브4를 신체 구조상 못하는 경우가 있을 수 있다. 이런 경우는 낙심하지 말고 누구보다도 더 오래 하고 즐길 수 있다고 생각하는 것이 지혜로울 것이다.

마라톤은 러닝화를 신고 올바른 자세를 가지고 천천히 뛰면 95세까지 오래 할 수 있는 이상적인 스포츠다. 95세로 특정한 이유는 2023년 춘천마라톤 풀코스 최고령 참가자가 95세이기 때문이다. 최고령 참가자가 20대도 완주하기 어렵다는 풀코스 마라톤에 도전장을 냈다. 2022년까지는 풀코스를 완주했으나, 2023년에는 하프까지만 달리셨다. 내년에는 풀코스에 재도전해서 완주하시면 좋겠다.

허리디스크와 천식을 달리기로 극복한 85세의 장재연 씨는 65세에 달리기를 시작하였다. 2023년에 85세의 연세에도 누적 777번 풀코스 마라톤을 완주했다.

95세에 21km 하프를 달리고, 85세에 42km 풀코스를 편하게 완주하는 것은 달리미들의 로망일 것이다.

달리기 이외의 근력운동_{자전거, 고강도의 수영 등}, 바른 달리기 자세, 스트레칭, 단백질 보충, 휴식_{주 3일}이 잘 어우러지면 95세까지 거뜬하게 달릴 수 있을 것이다.

95세 달리기가 꿈만이 아닌 것을 알게 되었으니, 이제 100세 수영을 꿈꿔 보자.

'최고령 세계 수영 기록 경신한 할머니'라는 제목을 단 기사가 2014년 1월 25일 자 세계일보에 나왔다.

캐나다 브리티시컬럼비아에서 열린 새니치 수영대회에서 99세 브뤼셀이 100~104세 부문 세계 기록을 경신했다. 브뤼셀은 이 대회에서 400m 자유형, 50m 배영, 50m 평형에서 세계 기록을 새로 썼다고 한다. 일주일에 두 번은 무조건 수영장에 간다는 브뤼셀은 수영할 때 걱정을 잊고, 기분이 좋아진다고 했다.

수영 속도는 빠른 편은 아니지만 수영장의 초급 레인에서 충분히 수영할 수 있는 수준이다. 브뤼셀이 물속 미끄러짐 느낌을 수영의 매력으로 알고 있는 것은 내가 생각하는 '글라이딩 하면서 하늘을 나는 기분'과 완전히 같다. 물에서 미끄러지는 글라이딩 동작은 좋은 느낌 이외에 중요한 것은 이 글라이딩 동작에서 휴식을 취할 수 있는 것이다. 마라톤은 명상런91쪽 참조을 하면서 휴식을 하듯이, 수영은 글라이딩이 가능해야 휴식을 하면서 오래 수영할 수 있다.

꾸준히 하면 100세까지 수영할 수 있는 걸 알게 되었다. 나도 100세 수영에 도전해서 수영이 얼마나 좋은 운동이라는 걸 증명하고 글로 남겨 보고 싶어진다. 달리기는 일주일에 한 번만 해도 되지만, 수영은 일주일에 최소 두 번을 해야 몸이 기억하고 운동 효과도 커진다.

나는 개인적으로 달리기보다 수영을 더 좋아한다. 혹시 게을러지더라도 일주일에 두 번은 꼭 수영장에 가야겠다. 100세 수영이 가능해지도록.

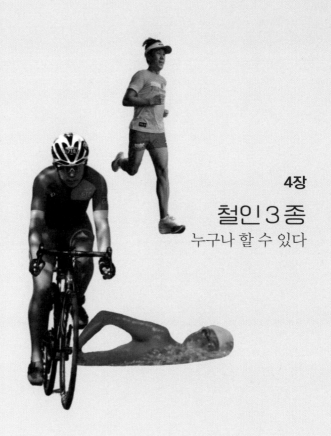

4장

철인3종
누구나 할 수 있다

직장인, 1년이면 '철인'이 될 수 있다

그대가

수영이라 해도 괜찮고

그대가 사이클이라 해도 나쁘지 않고

그대가

마라톤이라 해도 좋아.

나는, 어차피

그대를 모두 담고 있는 철인3종이니까.

1977년 2월 미 해군 중령 존 콜린스John Collins는 친구들과 맥주를 마시며 수영, 사이클과 마라톤 선수 중에서 누가 가장 멋있고 강한지에 관한 농담을 주고받았다. 그때 콜린스는 와이키키 해안에서 3.8km를 수영하고, 오하우섬을 사이클로 180.2km 일주한 후 호놀룰루까지 마라톤 42.195km를 연속적으로 완주한 사람을 철인Iron Man이라 부르자고 제안하였다. 그리고 이듬해인 1978년 그는 동료 14명과 함께 이 경기를 하게 되었는데, 이것이

코 스	Swim	Bike	Run	Cut off
킹 코스 (Ironman 140.6)	3.8km	180.2km	42.195km	17시간
하프 코스 (Ironman 70.3)	1.9km	90.1km	21.1km	8시간 30분
올림픽 코스	1.5km	40km	10km	3시간 30분
스프린트 코스	0.75km	20km	5km	1시간 45분

철인3종 대회의 종류.

철인3종 아이언맨 코스의 시작이다.

지금 이 '철인3종'이 많은 사람의 버킷리스트가 되었다. 남자뿐만 아니라 여자도 한 번쯤 꿈꿔 본다. 하지만 철인3종은 장벽이 높다. 세 종목을 다 할 줄 알아야 가능하기 때문이다.

세 종목 모두 할 수 있는 사람은 드물다. 마라톤이 취미인 사람이 사이클과 수영까지 즐기는 경우가 수영이 취미인 사람이 사이클과 마라톤을 추가로 하는 경우보다 더 많은 것 같다. 마라톤을 하는 사람은 대체로 체형이 날씬하다. 그래서 의지만 있다면 사이클과 수영을 함께 할 수 있다. 수영이 취미인 사람은 체형이 꼭 슬림하다고 할 수 없으므로 마라톤에 부담을 많이 느낀다. 사이클을 하는 사람도 의외로 과체중인 사람이 많아서 수영과 마라톤을 한꺼번에 하고자 하는 사람은 더욱 드문 것 같다.

살이 쪄서 철인을 하고 싶어도 할 수가 없다고 푸념만 할 것인가? 식단 다이어트와 걷기와 수영을 5개월만 하면 5kg 감량이 가능하다.〈1장 '표 1-1 천천히 감량하기' 참조〉5kg 감량한 후에 한 종목 한 종목 추가해 나가면 충분히 할 수 있다.

세 종목 모두 새로이 시작하는 사람이라도 여유를 가지고 1년을 착실히 준비하면 올림픽 코스는 쉽게 완주할 수 있다.

1년을 차근차근 준비하는 과정에도 올림픽 코스의 절반에 해당하는 스프린트 코스 대회를 참가하는 것도 도움이 된다.

또한 듀에슬론달리기+사이클이나 아쿠아슬론달리기+수영 대회에 참가하여 대회 분위기를 미리 익혀두어도 좋다. 현실적으로 가능한 수준에서 올림픽 코스를 완주하는 시간을 짜보았다.

종목	거리(km)	페이스	시간(분)
수영	1.5	2분 20초/100m	35
자전거	40	25km/h	96
달리기	10	6분 30초/km	65
바꿈터	-	-	10
합 계		**3시간 26분**	**206**

컷오프cut off 타임이 3시간 30분이니 무사 완주가 가능하다. 물론 기량이 뛰어난 사람은 3시간 이내에 완주하게 된다.

'3장 운동 다이어트'달리기, 사이클, 수영에서 얘기한 기본 사항을 체화해서 오늘부터 달려가보자. 완주하면서 느끼는 성취감, 벌써 설레이지 않은가.

철인3종의 매력은?

　이영표 전 축구 국가대표 선수는 자전 에세이 《생각이 내가 된다》에서 "재능은 찾는 것이 아니라 만드는 것이다"라고 했다.

　그렇다. 사람들은 재능은 타고나는 것인 줄 안다. 하지만 이영표 선수의 말마따나 타고나는 것이 아니라 만들어지는 것임을 그의 피아노 연주 실력에서 확인했다. 음악에 대한 재능이 전혀 없던 그는 하루 8시간씩 3개월, 총 720시간을 피아노 치기를 연습했다. 그러자 드디어 재능이 생기기 시작했다. 어느 정도 익숙해지면서 몇 곡을 연주할 수 있게 되자, 피아노 치는 것이 재미있어졌다. 재미있어지니 더 열심히 하게 되고, 더 열심히 하면 당연히 잘하게 됐다. 물론 10년 이상 된 피아니스트라면 연주 실력이 형편없다는 것을 한눈에 알아보겠지만 말이다.

　우리는 왜 만들면 되는 재능을 굳이 평생을 바쳐 찾으려고만 하는가? 철인이 되는 것도 마찬가지다. 없는 재능을 찾기보다는 만들면 된다. 열심히 연습하여 세 종목을 하면 된다. 수영, 사이클, 달리기를 이어서 한꺼번에 해야 하는 게 부담이 될 수 있다.

하지만 세 종목을 할 수만 있다면 이어서 하는 것은 어렵지 않다.

수영은 주 2회 6개월만 배우면 자유형 750m는 어렵지 않게 할 수 있고, 1년을 하면 1.5km 이상을 너끈히 할 수 있다.

사이클은 월 2회 6개월만 연습하면 20km는 쉽게 갈 수 있고, 1년이면 40km 이상은 편하게 탈 수 있다.

달리기는 주 1회 6개월이 지나면 5km는 뛸 수 있고, 1년을 하면 10km 이상을 달릴 수 있다. 종종 달리기를 시작하다 좌절하는 사람이 있다. 좌절의 이유가 할 수 없는 엄청난 일을 만났기 때문이 아니다. 오늘 할 수 있는 작은 일을 하지 않았기 때문이다. 달리기가 거의 처음이면 1km씩 뛰면서 중간에 잠깐 쉬면서 뛰어도 된다.

철인대회는 3종목의 밸런스가 가장 중요하다. 하프 대회 기준으로 봤을 때, 수영에서 힘을 최대한 적게 사용하고, 사이클도 끝마쳤을 때 달리기를 이어서 할 수 있도록 힘을 안배해 두어야 한다. 대회 기록은 그다지 중요하지 않다. 철인대회는 완주한 사람과 완주하지 못한 사람만 존재한다. 철인3종을 하면 좋은 게 4가지가 있다.

첫째, 노력한 만큼 정직한 결과가 나온다.

철인3종은 남의 도움 없이 온전히 자신의 힘으로 수영, 사이클, 달리기를 해야 한다. 그러다 보니 남 뒤에 붙어서 편하게 경기하면 드래프팅 반칙 페널티를 받게 된다. 드래프팅은 수영과 사이클이 가능한데, 수영은 드래프팅 페널티가 없지만, 사이클은

Keep 12 metres between your bike and the leading edge of the bike in front.

페널티 5분이 부여된다. 사이클은 두 명이 함께 라이딩을 할 수 없다. 앞 선수와의 거리 12m를 25초 안에 추월해서 지나가야 하는데, 25초가 지나도 추월하지 못하면 5분 페널티를 부여한다.

위 사진은 구례 아이언맨 대회 설명회에서 나온 드래프팅 12m의 기준이다.

드래프팅은 앞의 선수가 더 많은 공기 저항을 받으며 힘을 더 많이 쓰기 때문에 달리기에 자기 능력을 발휘하지 못할 수 있다.

철인3종이 자신의 힘으로 경기를 하는 것은 자신의 힘으로 인생을 성공하는 것과 비슷하다. 인생은 자기 뜻대로 되지 않는 경우가 많지만, 철인3종은 시간을 들여 훈련한 만큼 잘 할 수 있다. 그리고 철인3종은 완주만 하면 성공의 완주 메달을 받을 수가 있다. 늦게 들어와도 완주만 하면 모두에게서 박수갈채를 받는다.

둘째, 근력운동을 따로 할 필요가 없다.

철인3종은 대표적인 유산소 운동 세 종목을 모아 놓았지만, 철인3종 세 종목만 해도 근력운동을 따로 할 필요가 없다.

수영하고 자전거 타고 달리는 것이 순전히 몸의 무게만 이겨내면 되기 때문에 근육을 만들기 위해 부하가 적게 걸린다고 생각할 수 있다. 하지만 제대로 철인3종을 훈련하면 근력운동을 따로 하지 않아도 된다.

사이클은 하체 근력을 키우는 데 적합하며, 수영은 물잡기를 제대로 하면 상체 근력을 키우는 데 충분하다. 사이클의 허벅지 근육, 종아리근육과 엉덩이 근육, 수영의 광배근과 상완삼두근을 단련할 수 있다. 사이클을 별로 하지 않고 달리기만 치중하면, 하체 근력운동을 한다고 할 수 없다. 사이클 타는 횟수가 부족하면 달리기에 '빠르기 걷기'를 추가해서 엉덩이 근육을 더 키우고, '발뒤꿈치들기' 운동을 해서 종아리근육을 보강해야 한다.

그리고 수영을 자주 하지 않는 사람은 푸시업 또는 AB슬라이드를 해서 상체 근육을 보강해야 한다. 수영을 자주 하는 사람도 상체 근육을 더 키우기 위해서 푸시업을 함께 하면 더 보기 좋은 상체가 되는 것은 두말할 나위가 없다.

철인3종의 세 종목을 편식하지 말고 골고루 운동해서 별도의 근력운동을 하지 않는 것이 시간을 절약할 수 있고 철인으로서 더 바람직한 자세이지 않을까? 철인3종은 몸의 근육을 균형 있게 만들어준다.

셋째, 부상을 줄일 수 있다.

세 종목을 하는데도 부상을 줄인다니 의아해할 수 있다. 3개의 종목은 상호 대체 훈련 효과가 있다. 달리기만 무리하게 하면 하체 근손실로 부상을 겪을 수 있다. 수영과 사이클로 근육 보강이 되어 달리기의 부상을 막을 수 있다. 수영을 하면 간결한 발차기로 달리기 발목 부상을 줄여주고, 사이클 페달링 할 때 발목 유연성으로 페달링에 발생하는 에너지 소모를 줄여준다. 사이클을 하면 종아리근육과 엉덩이 근육이 발달하여, 달리기의 종아리근육과 고관절 부상을 줄여준다. 수영과 사이클은 허벅지 근육 강화로 달리기의 무릎 부상을 줄여준다.

넷째, 자아와의 원활한 소통 능력이 배양되고, 견고한 자존감이 생긴다.

수영, 사이클, 마라톤을 하는 과정에서 자아와 소통해야 할 때가 많다. 특히 힘들기 시작할 때와 포기하고 싶을 때 잠자고 있던 자아가 깨어난다.

자아가 주인인 나에게 말을 걸어온다. 멈추면 안 되겠느냐고. 힘을 최소로 들이고 경쾌하게 하면 자아가 고요하게 가만히 있겠지만, 장거리로 움직일 때는 꼭 자아가 일어나서 말을 걸어온다. 자아와 소통하지 못하면 중도 포기하거나 어떤 때는 무리해서 부상을 겪기도 한다. 자아와 계속 소통해야 자신의 근지구력을 올릴 수 있고 속도를 조절할 수 있고 부상도 막을 수가 있다.

운동하면서 성취감이 생기면 자신에 대한 믿음이 커진다. 자신에 대한 믿음이 자라는 만큼 자존감이 자란다. 자존감은 분명 자존심과는 다른 개념이다. 자존심은 쉽게 무너지거나 상처받을 수 있다. 하지만 자존감은 쉽게 무너지지 않는다. 자신에 대한 믿음이 더 많이 자라고 쌓일수록 단단한 자존감이 생긴다. 견고한 자존감은 주위 환경이 안 좋지만 자신이 올바르다고 생각할 때는 그 환경을 무시해 버린다. 반대로 자신이 올바르지 않을 때는 금방 인정해서 그 상황을 지혜롭게 넘긴다.

자아와 소통을 먼저 하고서 어떻게 처리할지를 생각한다. 그 상황을 스트레스 없이 빠르게 인정하거나 나와 다름을 알고서 있는 그대로 받아들이기도 한다.

따라서 견고한 자존감은 원활한 자아와의 소통으로 큰 스트레스를 작게 만들어주고, 평정심을 신속히 찾아 주는 고마운 매개체이다.

철인3종에 입문하다

2018년 나는 서울교대 근처에 있는 레포츠센터에서 자유 수영을 자주 했다. 12월 14일 저녁 시간에 열정적으로 수영 수업을 받는 한 무리의 수강생들이 있었다. 일반 수업과는 달랐다. 호기심에 한 수강생에게 물었더니, '철인3종' 준비반이라고 했다. 내 호기심은 여기서 멈추지 않고 철인3종에 관해 물었다. 한 수강생이 대답했다.

"요즘 고성 하프 대회 신청받아요. 관심 있으면 등록하세요."

나는 이틀 후인 12월 16일에 고성 하프 코스를 신청했다. 수영장에서 자유 수영은 하고 있어서 오픈 워터 750m 수영은 어떻게든 할 수 있을 것으로 생각했다. 20km 사이클은 고등학교 1학년때 자전거로 등하교를 했기 때문에 로드 자전거로 연습을 조금만 하면 할 수 있을 걸로 생각했다. 5km 마라톤은 뛰다가 힘들면 걸어서라도 갈 수 있다고 생각했다.

그런데 그 대회는 내가 생각하던 하프 대회가 아니었다. 요강을 자세히 살펴보니, "아뿔싸!"가 저절로 입 밖으로 튀어나왔다.

올림픽 코스의 하프인 스프린트 코스Swim 750m, Bike 20km, Run 5km가 아니라 가장 힘들다는 킹코스의 하프Swim 1.9km, Bike 90.1km, Run 21.1km였던 거다. 이 사실을 뒤늦게 알고 나는 겁이 덜컥 났다. 취소하려 했지만 참가비 $330 36만 원의 50%밖에 돌려받을 수 없다고 했다. 나는 고민했다. 36만 원 참가비 중 18만 원을 날릴 것인가, 눈 딱 감고 한번 부딪쳐 볼 것인가. 이때 18만 원 상당의 세련된 '온 런닝화' 얼리버드 사은품가 눈에 어른거렸다. 그래 이왕 뽑은 칼 휘둘러는 봐야 하지 않겠는가. 나는 대회에 참가해 나의 한계를 테스트해 보고 싶었다.

나는 내게 최면을 걸었다. 톱이 되는 것은 어렵다. 최고의 자리에 올라 남이 따라오지 못하게 유지하는 것은 더 어렵다. 톱은 한 명밖에 없다. 톱이 아닌 50등, 중간, 아니 꼴찌를 해도 괜찮다. 얼마나 멋진가! 자신과의 약속을 지키고 완주한 사람이 진정한 승리자이다.

그렇게 나는 2019년 2월 1일 철인3종에 입문했다. 대회를 준비하기 위해서였다. 레포츠센터에 있는 '올웨이즈 트라이'에서 수영하고 자전거 타고 또 달렸다. 챌린지코리아 대표 곽경호 감독, 전 국가대표 김정호 코치, 전 서울시청 장유정 코치의 도움을 받아서 철인3종 기본기를 다졌다. 나는 특히 곽경호 감독께 철인3종에 대해 질문을 많이 해서 그분이 힘들어하셨다.

주말에는 집중 훈련을 했다. 자전거 타고 나서 이어서 트랙에 나가서 달렸다. 약간의 근육 뭉침과 관절의 손상이 느껴졌다. 무릎이 약간 아플 때는 걱정이 되었다. 운동하다가 부상이 오는 것이 아닐까 하다가도 하루 이틀 지나면 원래대로 회복되었다. 운동하면서 생기는 약간의 근육과 관절 손상은 다시 회복되면서 더 강해진다. 컨디션이 회복되면서 근육과 관절이 더 강화되었기 때문에 장거리 사이클과 달리기를 해도 무릎 관절이 뻐근하지 않고 정상적인 상태로 회복되고 부상 없이 운동을 계속할 수 있었다.

미치도록 수영하고 미치도록 자전거 타고 미치도록 달렸다. 준비 기간이 4개월도 되지 않았지만 나는 철인3종을 준비하면서 정말 많이 배웠다. 운동의 기본기를 다지는 계기가 되었다.

고성에서 '철인'이 되다

　비록 4개월도 안 됐지만 이제 고성 대회에 참가하는 일만 남았다. 이것저것 신경 써야 할 것도, 준비할 것도 많았다. 대회 일주일 전부터 당일 수영대회 직전까지 물을 많이 마시며 안정을 취하려고 애썼다.

　대회 전날 나는 샌들을 신고 여의도에서 미니버스로 출발했다. 샌들을 신고 간 것은 대회 전날 대회장에서 바다 수영을 연습할 때 편하게 신고 다닐 수가 있기 때문이었다.

　또 미니버스를 이용한 것은 서울에서 경남 고성까지 직접 운전해서 가는 것은 여러 가지로 무리가 있다고 생각해서였다. 특히 거리가 너무 멀기 때문에 권하고 싶지 않다. 단체로 이동할 때는 인원수가 적으면 미니버스로, 20명 전후이면 대형 버스로 이동을 많이 한다. 단체로 이동하면 갈 때는 에너지를 낭비하지 않고, 올 때는 피곤한 근육이 쉬도록 해주어 좋다. 함께 이동할 때 본인이 속한 동호회를 이용하는 것이 가장 좋은데, 그것이 여의치 않으면 다른 동호회와 함께 가는 것도 괜찮다. 다 철인들 아닌가.

어색함은 잠깐, 휴식은 달콤하다.

시간 여유가 있다면 대회 전후 하루씩 잡아 직접 운전해 가는 것도 괜찮다. 미리 내려가 휴식도 하고 현지 관광도 할 수 있다. 올라올 때는 주말을 피해 차 막힘 없이 편하게 올라 올 수 있다.

나는 가방은 중형 백팩 두 개를 준비했다. 웬만한 물건을 다 넣을 수 있어서다. 고성 아이언맨 대회 증정 백팩과 오르카 수트 백팩. 백팩은 어깨끈이 충분히 길어서 대회장 도착 후 짧은 거리를 이동할 때 편리하다. 특히 대회장 가는 버스를 타거나 자전거로 이동해야 할 때 백팩을 메고 이동해야 한다. 백팩을 메고 자전거를 탈 수 없으면 혼자 사이클을 끌고 갈 수도 없어서 동행한 사람들에게 본의 아니게 민폐가 될 수 있다.

나는 백팩 비용을 아끼려고 따로 구입하지 않고, 있던 가방을 활용했다. 고성 대회를 마치고 난 후 나는 중형 백팩 두 개보다 대형 백팩 한 개가 더 효용성이 좋다는 것을 알게 되었다.

구례 아이언맨 대회에서 받은 대형 백팩에 중형 백팩 두 개에

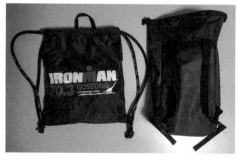
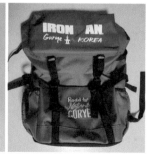

중형, 고성 아이언맨 백팩 + 오르카 수트 백팩.　　대형, 구례 아이언맨 백팩.

담았던 용품들을 담아보니 모두 들어갔다. 중고든 새거든 큰 백팩 한 개를 준비하는 것이 철인대회 준비하기에 더 지혜로운 방법일 것이다.

고성의 잠 못 이루는 밤

바꿈터 백에 물품은 전날 준비해 둬야 한다. 준비물이 개인별로 조금씩 다를 수 있으나, 아래 내용은 참고할 가치가 충분히 있다.

경기장에 물품을 받으러 가면 바이크Bike 백과 런Run 백을 지급해 준다.

'바이크 백'에는 스포츠고글과 클릿슈즈슈즈 안에 정색 헤어밴드, 썬크림과 에너지젤 1개를 넣어 둠를 넣어 두었다. 워치는 고성 첫 대회 2019년에는 클릿 슈즈에 넣어 뒀으나, 두 번째 대회 2022년는 대회 시작부터 끝까지 손목에 찼다. 수트를 힘차게 벗을 때 시계에 걸려 수트가 찢어질 수도 있어서 손목 부위를 벗을 때 조심스럽게 벗도록 한다.〈193쪽 오른쪽 사진 참조〉

수영 전에도 썬크림을 바르지만, 사이클 전에도 썬크림을 한 번 더 발라주어야 한다. 3시간 동안 자전거 안장에 앉아 얼굴·팔·다리가 햇볕을 바로 받기 때문에 꼼꼼하게 바르도록 한다. 마지막으로 에너지젤 1개를 먹어 수영 중 사용한 에너지를 보충한다.

'런 백'에는 레이스 벨트와 러닝화러닝화 안에 양발, 홍색 헤어밴드, 썬크림과 에너지젤 2개를 넣어 둠를 넣어 두었다. 썬크림을 러닝화에 넣은 이유는 달리기 때 바른 썬크림의 효능이 떨어져서 썬크림을 다시 바르기 위함이다. 2시간 이내에 달리기를 마치기는 하지만 햇볕이 점점 강렬해져서 썬크림을 바르지 않으면 피부가 새까맣게 타게 된다. 고성대회에서 그을린 다리는 5년이 지난 지금도 여전히 까맣게 남아 있다.

그리고 다음 날 사이클 때 마실 에너지젤을 물통에 배합하여 냉장 보관하고 다음 날 새벽에 꺼내어 가지고 간다. 내가 한 배합 순서는 다음과 같다.

에너지젤 초콜릿 맛 3포와 석류 맛 1포를 물통에 넣는다. 물통을 흔들어 섞기 편하게 물을 반만 채운다. 그다음 잘 흔들어 주고 잘 섞인 것을 확인하고 나머지 남은 반을 물로 채워 한 병을 만든다. 에너지젤을 그냥 먹지 않고 물통에 배합하는 이유는 시합 때 경기 중에 먹기가 편해서다. 자전거 운전 중 한 포씩 찢어서 먹기가 쉽지 않고, 먹고 난 빈 껍질도 버리면 안 된다. 함부로 버렸다간 바꿈터에서 블루카드 한 장과 벌점 5분을 받기 때문이다. 블루카드 세 장이면 대회 실격 처리된다.

대회 준비물을 챙긴 후 밤 10시 반에 잠자리에 들었다. 하지만 설렘과 긴장으로 잠이 오질 않았다. 뒤척이다가 두 시부터 네 시까지 두 시간밖에 자지를 못했다.

2명이 한 방에서 잤다. 룸메이트는 함께 대회를 준비한 몇 살 어린 동생이었다. 자려고 누웠는데 마치 내가 짝사랑하는 사람에게 고백하듯 심장이 두근거렸다. 철인 첫 대회의 전날 밤 두근거림이 이런 거구나….

이리 뒤척이다가 잠들 수 없어 반대로 뒤척여 보지만 달라지지 않았다. 평소 잠이 안 올 때 듣는 조용한 노래를 들어도 소용이 없었다. 저녁 식사 후 숙소로 돌아와서 마셨던 맥주 캔 하나에 잠이 안 온 것에 핑계를 대고 싶었다. 다음 대회에는 절대 대회 전날에는 술을 마시지 않으리라 다짐했다. 첫 대회에 설레어서 잠들기 어려운 데 술 한 잔이 더욱 사람을 흥분시킨 건지 모르겠다.

· 수영 1.9km

새벽 4시에 일어나서 아침 식사로 전복죽 2개와 김치를 먹었다. 홍삼액도 한 스푼 먹었다. 지구력 운동 전에 먹는 '아미노바이탈 5000'은 대회 1시간 전인 6시에 반을 먹고 대회 30분 전인 6시 30분에 반을 먹었다.

수영 완료 후 썬크림 바를 정신이 없을 것 같아 썬크림을 조금

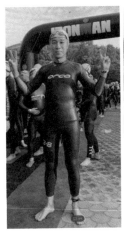 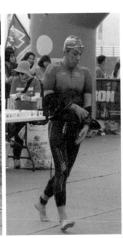

수영 출발 직전 모습.　　수영 완료 후 탈의한 모습.

진하게 바르고 출발선에 섰다. 수영 출발선에서는 대회전에 제출한 예상 기록 순서대로 줄을 선다. 예상 기록이 빠른 선수들이 먼저 출발한다. 나는 대열의 중간쯤에 섰다.

출발 신호와 함께 바다에 힘차게 뛰어들었다. 바닷물이 출렁거려서 몸도 두둥실 춤을 추는 것 같다. 팔을 글라이딩하는데 기분이 좋았다. 한 명 한 명 제쳐 나가는 재미도 쏠쏠했다. 1.9km를 34분에 들어왔으니, 1'47'/100m 페이스로 수영한 셈이다.

대회가 끝나고 나서 생각해 보니, 겸손하게 대열 중간쯤에 줄 서지 말고 조금 앞에 서는 것이 기록이 더 잘 나왔을 것 같다. 굳이 늦게 가는 선수들을 제쳐 나가려고 신경 쓰지 않아도 되고 제치는 데 드는 에너지 소모도 줄일 수 있기 때문이다.

수영 대회 전 반드시 해야 할 일

① 오픈 워터 경험을 최소한 두 번 이상 하기

반드시 오픈 워터에서 호흡이 편해야 한다. 호흡이 불편해서 호흡이 트이지 않은 상태에서 대회에 참가하게 되면 대회 중 있을지 모르는 몸싸움이 발생하면 당황하기 때문이다. 그리고 평형 발차기는 절대 해서는 안 된다. 평형 발차기를 하는 사람이 뒤따라오는 사람의 머리를 발로 찰 수 있어서 위험할 수 있고 불필요한 몸싸움을 유발할 수 있다.

② 헤드업 연습하기

대회전에 팔을 두 번, 네 번, 여섯 번, 여덟 번, 열 번에 헤드업 한 번 하는 것을 모두 연습해야 한다. 실전에서도 자유자재로 횟수를 조절하며 전진할 수 있도록 말이다. 헤드업 할 때도 눈만 앞을 볼 수 있으면 되기 때문에 머리를 지나치게 높이 들지 않고 눈만 수면에 올려서 앞을 보도록 해야 한다. 머리 높이가 높을수록 하체가 가라앉기 때문에 전진 속도를 떨어뜨린다. 헤드업을 하지 않으면 헤드업 할 때 발생하는 물의 저항을 받지 않기 때문에 가장 빠르게 수영할 수 있다. 하지만 진행 방향을 보는 것이 더 중요하기 때문에 헤드업을 하지 않을 수 없다. 팔 스트로크 여섯 번에 헤드업 한 번 하든, 팔 열 번에 헤드업 한 번 하든 방향을 정확히 잡을 수 있는 한 헤드업을 최소화해야 한다. 헤드업 할 때는 멀리 있는 큰 부표를 보면 된다. 그 부표는 방향이 꺾어지는 지점이기 때문이다.

웻수트 고르기

철인3종용 웻수트Wet suit는 STM, 2XU, Orca 세 브랜드를 많이 입는데, 자신이 가장 선호하는 브랜드를 사면 된다. 나는 Orca 3.8 모델을 샀고, 사이즈는 7호로 선택했다. 사이즈는 나의 체구 기 177cm, 몸무게 67kg에 맞는 것이 6과 7 중간이었다. 주위의 많은 전문가에게 자문해 보니 "웻수트 사이즈가 작으면 팔을 저을 때 팔이 잘 돌아가지 않는다"고 했다. 고민 끝에 '7호' 사이즈를 구입했다. 앞으로 체중이 67kg보다 낮을 경우보다 높을 확률이 더 높아서 '7호'를 사는 게 맞겠다 싶었다. 참고로 Orca 사이즈 7호는 STM의 LT 사이즈에 해당한다.

· 바이크 90km

사이클 바꿈터백에 클릿슈즈를 넣어 두는데, 이 클릿슈즈 안에는 썬크림, 홍색 헤어밴드, 에너지젤 1개를 넣었다. 사이클 타기 전에 잊지 않도록 하기 위해서였다.

　사이클과 마라톤 경기에서 헤어밴드는 반드시 착용해야 한다. 땀이 이마에서 눈으로 흘러내릴 때마다 일일이 닦을 수 없다. 스포츠고글을 착용한 상태라면 더욱 곤란해진다. 썬크림을 바른 상태에 흘러내리는 땀이 눈에 들어가면 따가워서 집중력이 떨어져 자칫 사고를 당할 수 있다. 헤어밴드가 땀을 흡수하고 헤어밴드 뒤쪽으로 땀이 모이기 때문에 이마로 땀이 흘러내리지 않아서 경기에 집중할 수 있다.

사이클 케이던스

　사이클 케이던스RPM를 90~95RPM으로 놓고 시속 30km 이상 유지하도록 연습을 많이 해두어야 실전에도 동일하게 재현할 수 있다. 100RPM 이상을 유지하면 페달링이 경쾌하기는 하나 체력 소모가 더 생길 수 있다. 경기 시작부터 끝까지 100RPM 이상으로 유지하면 에너지 소모가 커서 달리기에서 불리한 상황을 맞이할 수 있다. 90~95RPM은 근육에 무리를 주지 않으면서도 장거리에 효율적인 페달링을 통해 지구력을 유지할 수 있다. 힘이 들고 휴식이 필요하면 저속 기어에서, 속도를 조금 더 내야 하는 구간에는 조금 더 높은 기어에서 90~95RPM은 유지하는 것이 좋다.

클릿슈즈

클릿슈즈를 신는 순간 내 몸이 마징가Z에 올라타고 있다고 생각해야 한다. 조금이라도 위험하다고 생각이 들 때 언제든지 클릿슈즈를 클릿에서 분리할 수 있도록 연습을 많이 해두어야 한다. 위험하면 자전거 속도를 신속히 줄이고, 완전히 멈추기 전에 클릿을 슈즈에서 분리해서 지면을 밟을 준비를 해야 한다.

ㆍ 달리기 21.1km

바이크 90km를 무사히 마치고 바꿈터에 들어와서 달리기 21km 중 화장실을 가지 않기 위해서 먼저 화장실을 들렀다가 달리기를 출발했다. 다리가 무거움을 느낀 채로 뛰기 시작했다. 3km만 지나면 괜찮아지겠지 하고 뛰었는데 쉽게 달리기 모드로 전환이 안 되었다. 5km 정도 가니 오르막이 나왔다. 다리가 너무 무거워 걸어 올라갔다. 이 오르막 코스가 3랩으로 세 번 지나가야 했다. 대회 전에 연습할 때 오르막을 뛰어 본 적이 없었다. 당연히 힘들게 힘들게 뛰었다. 앞에 5명만 제쳐야지 하면서 뛰었고 걸어가는 선수들이 많은 구간에는 20명만 제쳐야지 하면서 달렸다. 힘들게 피니시 라인을 끊었다.

이렇게 참가한 첫 대회에서 5시간 34분이라는 만족스러운 기록으로 완주했다. 기적이다! 결승점을 통과하고서야 사고 없이 잘 해냈다는 안도감이 돌았다. 완주 메달과 함께 기록증도 받았다. 완주 메달을 받아 목에 걸었다. 그 순간 눈물이 핑 돌았다. 눈물이 잠시 고였다가 두 볼을 타고 아래로 흘러내렸다. 그때의 기쁨을 제대로 표현하기에는 내 필력이 감당하지 못한다. 천하를 다 얻은 것 같았다고 해도 부족하다. 이제껏 봐왔던 내 모습과 달리 한계를 넘어설 때 나오는 감동. 열심히 준비하고 완주해 본 사람만이 아는 그 기분, "아~, 해냈구나!~."

하나에 전념하면 위대한 결과가 나온다는 맛을 보았기에 나는 심장이 두근두근 뛸 또 다른 무엇을 계속 찾고 싶다. 나는 아직 젊으니까~.

철인을 준비하고 철인 첫 경기에서 짜릿하게 피니시 라인을 통과하는 여러분도 함께 느껴 보시기 바란다.

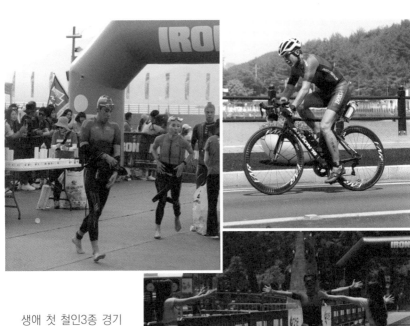

생애 첫 철인3종 경기
인 고성 70.3 아이언
맨 대회에 참가해 완주
한 필자.

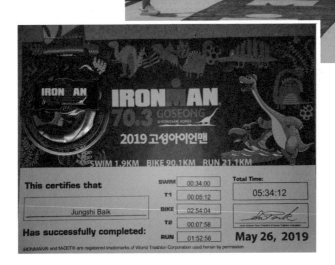

* 고성 숙박업소 연락처

2019년과 2022년 고성 대회 1회와 2회를 동호회와 함께 이동, 숙박하여 대회에 참가했다. 2023년 3회 대회는 버스 정원 초과로 동호회와 함께 할 수 없어서 혼자 숙소를 알아봐야 했다. 고성 아이언맨 대회처럼 인기가 많은 철인대회는 숙소 잡기가 어렵다. 그래서 대회 수개월을 앞두고 숙소를 예약한다. 그리고 어떻게 숙소를 잡을지도 난감할 때가 많다. 미처 예약하지 못했거나 정보가 없어 숙소를 대회장에서 10km 이상 멀리 떨어진 곳에 잡기도 한다. 철인 첫 입문 대회이기도 하고, 매년 빠지지 않고 참가하는 대회가 '고성70.3 Ironman'이다. 고성군 스포츠산업과에 연락하니 이메일로 다음 날 정말 숙박업소 현황표를 보내주었다. 숙소 예약을 미리 준비하려는 고성 대회 참가 선수들은 아래 표를 참고하면 좋을 듯하다. 〈숙박업소 사정에 따라 정보가 다를 수 있음.〉

No	연번	업소명	영업소 주소(도로명)	소재지전화
1	28	에쿠스모텔	개천면 옥천로 1019	055- 672-8580
2	35	공룡모텔	거류면 거류로 142	055- 672-9758
3	44	으아리모텔	거류면 거류로 672	055- 673-1139
4	26	궁전모텔	고성읍 공단로 21-9	055- 674-2010
5	65	ZaZa(자자)모텔	고성읍 남포로162번길 100-21	055- 673-2020
6	3	동림여인숙	고성읍 남포로162번길 84	055 -674 -2765
7	6	대성장여관	고성읍 남포로162번길 92	055- 674-2866
8	77	아네뜨 모텔	고성읍 남해안대로 2205	055-673-9669
9	19	프린스호텔	고성읍 남해안대로 2463-21	055- 673-7477
10	29	티라노모텔	고성읍 대가로 188	055 -674 -7881
11	73	엘림하우스	고성읍 덕선2길 26-10	055-672-8715
12	74	VOVTEL(보브텔)	고성읍 동외로 141	055-672-4333
13	55	쉴모텔	고성읍 동외로 163-11	055- 673-6222
14	59	ON 모텔	고성읍 동외로151번길 24	055 -674 -1018
15	7	성내여인숙	고성읍 동외로151번길 34-15, 1층	010 -4073-1503
16	1	혜성여인숙	고성읍 동외로151번길 34-7	055- 674-4486

16	1	혜성여인숙	고성읍 동외로151번길 34-7	055- 674-4486
17	15	월든모텔	고성읍 성내로 131	055- 674-4337
18	33	아미가모텔	고성읍 성내로 159	055- 674-0043
19	2	설화수모텔	고성읍 성내로151번길 10	055- 674-2968
20	4	우성모텔	고성읍 성내로151번길 4	055- 674-4121
21	69	명품호텔시그니처	고성읍 송학고분로 21-29	055- 673-5552
22	76	스카이모텔	고성읍 신월3길 160	055-674-8287
23	30	폴라리스모텔	고성읍 신월로 226	055- 673-7543
24	66	오션스파호텔	고성읍 신월로 60, 1~4층	055 -673 -7781
25	36	오션뷰 모텔	고성읍 신월로 63-6	055- 673-2929
26	38	그린모텔	고성읍 월평1길 47	055- 674-6233
27	32	파라다이스모텔	고성읍 월평1길 57	055 -672 -1885
28	79	봄무인텔	고성읍 월평1길 81-3, 봄 무인텔	055 -672 -0079
29	56	뮤 모텔	고성읍 월평1길 81-4	055-674-2283
30	63	예스텔	고성읍 월평3길 241	055- 672-0666
31	8	별장여관	고성읍 율대2길 18	055- 674-4864
32	14	로얄장여관	고성읍 중앙로 32	055- 673-3661
33	9	신흥모텔	고성읍 중앙로 32-7	055- 674-3004
34	17	성일모텔	고성읍 중앙로25번길 70-37	055- 674-4448
35	24	우등모텔	고성읍 중앙로43번길 23	055- 674-6111
36	52	모텔 토론토	고성읍 중앙로43번길 27	055- 674-3475
37	12	몽모텔	고성읍 중앙로43번길 65-11	055- 673-0781
38	10	신학모텔	고성읍 중앙로43번길 71	055- 674-3138
39	5	J모텔	고성읍 중앙로43번길 71 (외3필지)	055- 674-4161
40	27	파크모텔	고성읍 중앙로43번길 73-7	055- 674-8005
41	13	43싸이 모텔	고성읍 중앙로43번길 8-1	055- 673-4242
42	91	오호락2	동해면 동해로 1016-16	055- 672-7007
43	90	오호락	동해면 동해로 1016-8	055- 672-7007
44	61	웨스틴힐	동해면 동해로 1060	055 -673 -8838
45	92	산들바다관광농원	동해면 외산로 330, 제5동, 제8동	055- 672-0082
46	57	피날레모텔	동해면 조선특구로 1971-15 (외1필지)	055 -673 -3773
47	45	씨사이드모텔1	동해면 조선특구로 2071	055- 672-9090
48	46	씨사이드모텔2	동해면 조선특구로 2071	055- 672-9090
49	68	With7	동해면 조선특구로 2128-33	055-953-9920
50	80	오아시스무인텔	마암면 두호1길 63	055-672-3382
51	21	낙원장여관	마암면 삼락6길 67-7	055- 672-0566
52	34	아이엠티모텔	마암면 삼락6길 77	055- 673-9362
53	60	보보모텔	마암면 삼락6길 90	055 -672 -7336
54	94	도연농원	삼산면 공룡로 2802	055- 672-3399
55	25	나포리모텔	삼산면 공룡로 2980	055- 673-8885

56	89	블루비치 관광농원	삼산면 두포5길 113-109	1833-9306
57	87	수성그린비	삼산면 자란만로 2128	010-7154-5818
58	58	피렌체모텔	상리면 고봉로 2	055 - 673-8081
59	72	WG스포츠파크고성	상리면 동산1길 90	055- 673-0093
60	53	호반그린	상리면 무선1길 332 (외3필지)	055- 673-2623
61	83	구름위의 산책	상리면 삼상로 1312-35	055- 673-9113
62	31	월성모텔	상리면 상정대로 1309-15	055- 673-7812
63	82	오두산 치유숲	상리면 상정대로 1750	055-673-9655
64	40	와와에베레스트	상리면 상정대로 1885-14	055- 672-3007
65	62	별모텔	영오면 오서1길 45	055 -757 -8811
66	37	베니스모텔	영오면 오서1길 55	055- 674-4101
67	51	똘레랑스모텔	영오면 오서1길 61	055- 674-0524
68	67	오늘무인텔	영오면 오서1길 81	055- 672-0600
69	64	자자호텔	영오면 오서1길 95	055- 674-0041
70	54	르네상스모텔	하이면 공룡로 226	055- 835-9767
71	50	로즈모텔	하이면 봉원1길 16 (외1필지)	055-855-1676
72	85	산마루타조나라	하이면 삼상로 1192-28	055- 855-6868
73	86	공룡참빛펜션	하이면 자란만로 677-1	055-834-6224
74	70	호텔리포스	하이면 자란만로 690	055- 834-6255
75	75	하우올리관광농원	하일면 자란만로 1047-66	010-5110-3611
76	47	태평장여관	하일면 자란만로 1434 (외1필지)	055- 673-8544
77	95	임포비치펜션	하일면 자란만로 1701	010-5541-4884
78	48	헤라모텔	회화면 구만로 1334	055- 672-9805
79	81	더 로얄 호텔	회화면 남해안대로 4146-10	055-674-2299
80	20	애니타임모텔	회화면 당항길 12	055- 673-7725
81	78	스테이(STAY)3411	회화면 당항길 34-11	010-7306-3800
82	22	비치모텔	회화면 당항길 34-27	055 -672 -4009
83	23	거북선펜션텔	회화면 당항만로 1033	055- 673-9060
84	84	당항포관광지 펜션	회화면 당항만로 1116	055- 670-4501
85	42	로미오모텔	회화면 마구들1길 159	055 -673 -8051
86	43	줄리엣모텔	회화면 마구들1길 163	055- 673-8052
87	41	왕비의성모텔	회화면 마구들1길 9 (1340-1)	055- 672-1418
88	11	영빈장여관	회화면 배둔로 50	055- 673-1888
89	16	이브모텔	회화면 배둔로 60	055- 673-2503
90	49	해강모텔	회화면 배둔로 8-5	055-673-7826
91	39	스타모텔	회화면 영회로 2209-17	055- 673-2532
92	71	드래곤스파빌리지	회화면 회진로 218	055-804-7770
93	18	동화모텔	회화면 회진로 27-7	055 -673 -7266
94	93	오션포레	회화면 회진로 321	055- 672-5588
95	88	고성노벨컨트리클럽	회화면 회진로 567	055-670 -8000

진정한 아이언맨이 되다

나는 2019년 2월 철인3종에 입문했다. 철인 입문해서 어떤 대회라도 참가하기만 하면 '진정한 철인'이 되는 줄 알았다. 2019년 고성70.3 아이언맨swim 1.9km, bike 90.1km, run 21.1km 대회는 가장 긴 킹코스의 하프에 해당하니 이쯤이면 철인이란 타이틀 달기에는 충분하다고 생각했다. 또한 고성 대회의 기록도 5시간 34분으로 입문 첫 대회치고는 기록도 좋았다. 하지만 그게 아니었다. 하프 대회를 완주하면 철인 세상 밖에서는 철인이라 불러주지만, 철인 동호인들 사이에서는 킹코스swim 3.8km, bike 180.2km, run 42.2km를 완주해야 '진정한 철인'이라 호칭한다.

나도 진정한 철인이 되기 위해서 2022년 7월 3일, 34도라는 연중 가장 무더운 날씨에 DMZ 킹코스에 도전했다. 수영 3.8km를 마치고 사이클을 힘들게 타고 있는데 사이클 코스 근처에서 지뢰가 폭발했다. 폭발 근처에 전신주의 전선이 끊어져 불꽃을 뿌리며 길 위로 널부러져 돌아다녔고, 그 순간 아수라장이 되었다. 직접적인 인명 피해는 없었으나 그 현장을 지나던 여성 선수는 무서워서 더 이상 앞으로 가지 못한 채 조기 귀가했다.

대회가 취소될 수도 있었는데 철인 경기답게 대회 취소는 하지 않고 사고가 난 구간을 폐쇄하고 사이클 코스를 변경했다.

사이클 코스만 180km에서 15km가량 짧게 코스를 변경했다. 사이클을 마친 후 달리기 42.2km를 달렸다. 힘든 달리기 코스와 무더위에 컨디션 난조로 중도 포기하는 선수들이 적지 않았다. 나는 지뢰 사고 분위기 속에 34도의 폭염을 물리치고 정신력으로 완주한 거라 무엇보다 값지고 자부심이 있었다.

기록은 13시간 59분이 나왔다. 실제 13시간 20분대였으나 15km 부족한 사이클 거리를 고려해 13시간 59분이 최종 기록이 됐다. 힘들고 어려운 대회를 완주한 자부심이 있긴 했지만 마음 한 켠에는 사이클에서 180km를 채우지 못한 아쉬움이 계속 따라다녔다. 킹코스를 언젠가 또 하겠지 라고 생각만 하고 잊고 지냈다.

2023년 어느 봄날, '챌린지'라는 킹코스 대회를 완주한 지인을 축하해 주러 갔다. 철인 동호회에 가입한 지 얼마 되지 않은 동생을 축하해 주고 점심 식사도 같이할 겸 해서였다. 그런데 나는 그 자리에서 그 동생이 동기부여를 제대로 해주어 구례 아이언맨 킹코스 대회를 신청하게 되었다.

"형, 아이언맨 킹코스가 내년부터는 우리나라에서 열리지 않기 때문에 구례 대회가 마지막 대회랍니다. 그리고 아이언맨의 가장 권위 있는 대회이지 않습니까?! 함께 나가시죠! 대회 끝나고 나면 분명 저에게 고맙다고 할 겁니다!"

나는 곰곰이 생각했다. 킹코스가 아닌 하프 아이언맨 고성 대회도 2019년도 첫 개최한 이래 세 번 모두 참가했다. 구례 킹코스 아이언맨까지 완주한다면 명실상부한 아이언맨이 되는 거다. 게다가 작년에 첫 출전이었던 'DMZ 킹코스' 대회에서도 사이클 180km를 다 채우지 못한 아쉬움을 해소할 기회가 온 것이었다. 내면에 가지고 있던 갈증을 씻기라도 하듯이 통쾌하게 대답했다.

"같이 나가자!"

이렇게 해서 나는 대회 훈련을 킹코스에 맞춰서 시작하게 되었고, 2023년 9월 구례 아이언맨 킹코스 대회에 참가하게 되었다. 기록 목표를 먼저 잡고 대회에 참가하는 편은 아니나, 가능한 12시간 59분 이내가 나왔으면 하는 바람은 있었다.

대회 전날 동호회 단체로 구례로 이동하고 대회장에 도착해 자전거 검차 및 입고를 마쳤다. 대회 당일 새벽 3시 30분에 기상했다. 결전의 날이 밝아오고 출발 신호와 함께 긴 대회 여정이 시작됐다.

1. 3.8km 수영 : 1시간 21분

수영은 평일에 자주 하는 종목이라 별 탈 없이 완주할 것이라 생각했다. 대회 전체로 보면 수트 착용 여부에 따른 룰 변경이 가장 큰 영향을 미쳤다. 수트 착용은 수온 24.5도 이하는 필수이지만, 그 이상일 때는 선택사항이 된다.

구례 대회 당일 25.8도로 예상되어 수트 착용을 할까 말까 고민하다가 조금 덥더라도 수트 부력이 있으니 수트를 입고 수영하기로 결정했다. 미리 제출한 수영 예상 기록 순서대로 출발하기로 되어 있었는데 수영 출발 직전 룰이 변경되었다. 수영 기록과 상관없이 수트를 미착용한 선수들이 먼저 출발하기로 한 것이다. 경기 내내 추월하기 위해 몸싸움이 불가피해 보였다.

이렇게 대회는 시작되었다. 예상대로 앞사람 발이 내 수경을 때렸고, 뒷사람은 계속 나의 발과 다리를 잡았다. 이럴 때 쓰는 사자성어가 '진퇴양난'이구나. 힘은 소모되고 있고 오른쪽 발가락 두 개에 쥐가 났다. 힘을 쓰니 수트 안에 있는 몸이 더욱 데워져 호흡이 가빠왔다. 이러다 대회 시작도 제대로 안 했는데 대회를 포기하는 사태가 생길 것 같은 위기감이 생겼다. 멀리 바깥쪽으로 나가서 몸싸움 없이 크게 돌아야겠다고 마음먹고 바깥 쪽에서 수영을 하는데 발가락에 다시 쥐가 났다. 오른쪽이 잠잠해지니 왼쪽 발가락에 쥐가 난 것이다. 마음을 가라앉히고 천천히 힘을 빼고 팔을 저으니 쥐가 멈췄다. 1.9km 반환점을 돌아오면서 선수들이 많이 보이지 않고 수월하게 팔을 저을 수 있었다.

2. 180km 바이크 : 6시간 36분

사이클은 대회 전 가장 길게 훈련한 거리가 120km여서 대회에서 고생할 것을 각오했다. 사이클 기록이 잘 나오려면 충분한 훈련량이 중요하다. 그리고 최적화된 핸들 그립인 유바나 티티바가 있으면 자세를 낮춰 공기 저항을 낮추고, 팔을 그립에 기댈 수 있어서 피로가 줄어들고 기록도 좋아진다.

나는 기록보다는 완주를 우선시하기 때문에 유바를 애초에 달지 않았다. 180km 중간에 장트러블이 한 번 있었고 180km 다

타고 나서 바꿈터에서 장트러블로 화장실을 또 가야 했다. 그러면서 바꿈터에서 17분이라는 긴긴 시간을 여유 있게 썼다. 엉덩이는 물집이 잡히려는지 따끔거렸지만, 식염포도당과 에너지젤을 먹고서 달릴 준비를 했다.

3. 42.2km 달리기 : 4시간 30분

대회 전 달리기 훈련은 충분했다. 그래서 사이클에서 부족한 것을 달리기에서 메우는 게 이번 대회의 전략이었다. 이제 달려 볼까 생각하고 첫발을 내딛는 순간 오른쪽 윗배가 아팠다. 손으로 움켜쥐고 달래가며 천천히 뛰었다. 6km를 뛰니 배 통증이 멎었다. 보급소는 빠지지 않고 들러서 바나나를 먹고 이온 음료를 마셨다. 그러고는 다시 달렸다. 힘이 들어서 걷고 싶은 유혹이 강하게 온다.

'다음 보급소까지 쉬지 않고 달리자!'

마침 동호회 선수를 만나면서 힘이 났고 정신을 집중하면서 자아를 다잡았다. 10km 가까이 같이 달리다가 오른쪽 햄스트링과 종아리에 쥐가 나서 동료 선수를 먼저 보내야 했다. 스트레칭으로 근육을 풀고서 다시 달렸다. 피니시 라인 약 2km를 남겨 두고 왼쪽 햄스트링과 종아리에 쥐가 났다. 대회 전체 경과시간을 알 수 없었지만 분명 12시간대 기록은 물 건너갔을 걸로 생각하면서 그래도 마지막까지 최선을 다할 각오로 피니시 라인까지 달려 완주했다.

"해냈다! 나는 드디어 진정한 아이언맨이다!"

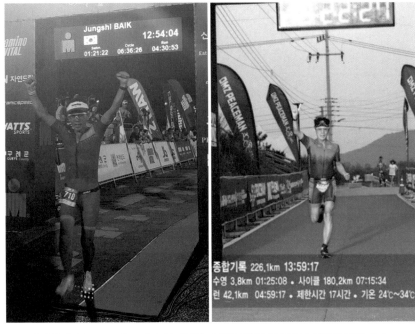

아이언맨 인증 : 구례 140.6 아이언맨 대회와 DMZ 대회에서 완주한 필자 모습.

12시간 59분 안에 들어오면 좋겠다고 생각했는데 12시간 54분이라는 만족스러운 기록으로 무사 완주했다! 철인3종은 완주한 사람과 완주하지 못한 사람만 존재한다.

킹코스 철인대회는 컷오프가 17시간이다. 킹코스를 10시간에 들어오든 16시간 59분 만에 들어오든 완주한 사람은 박수갈채를 받는 승리자다. 철인3종 기록으로 남과 비교해서는 안 된다. 다만 나 자신의 이전 모습과 비교해서 기록상 성장했다면 완주의 기쁨은 더 커질 것이다.

철인3종과 4대 행복 호르몬

    사람은 행복하기 위해 산다. 행복감을 느끼게 하는 행복 호르몬은 4개가 있다. 철인3종을 하면 한꺼번에 행복 4대 호르몬을 얻을 수 있다. 4대 행복 호르몬은 도파민, 세로토닌, 엔돌핀, 옥시토신.

    도파민은 도전을 완성할 때나 즐거운 경험을 예상할 때 분비된다. 도파민은 목표를 세우고 그 목표를 완성했을 때의 성취감에서 분비되기도 하고, 목표를 달성해 가는 과정에서 생길 수 있는 즐거운 장면들을 상상할 때도 분비가 된다. 그래서 도전을 즐기는 사람은 도파민이 더 많이 분비된다고 볼 수 있다. 수영, 사이클, 달리기하면서 목표를 완성할 때를 생각하기만 해도 도파민이 분비되고, 그리고 목표를 완성하는 순간에도 도파민이 분비된다.

    세로토닌은 힐링이 되어 마음이 평온할 때 분비된다. 세로토닌은 수영, 사이클, 달리기, 빠르게 걷기와 같은 리드미컬한 운동을 하면 분비가 되어 힐링이 되고 마음이 평온해진다. 잔잔한 호수에 돌멩이를 던져도 이내 다시 잔잔해지듯 나를 흐트러뜨리지 않게 리드미컬한 운동을 해야 한다.

엔돌핀은 웃을 때 분비된다. 달릴 때 쾌감을 느끼는 '러너스 하이runner's high'도 엔돌핀의 한 종류인 베타엔돌핀으로 표출된다.

여러 사람과 함께 사이클과 달리기를 하면 웃을 일이 생겨서 엔돌핀이 분비가 된다. 사이클은 인적이 드문 한적한 자전거길이라면 두 명이 나란히 가면서 재미나는 이야기를 하면 즐겁다. 일반적으로 사이클은 동행하는 멤버들과 이야기하면서 사이클을 타기가 안전상 어렵다. 중간중간에 휴식을 취할 때 담소를 나누고 보급도 하면 웃을 순간이 많이 생긴다. 웃을 때 엔돌핀이 분비되면 사이클의 즐거움이 배가된다. 달리기하는 도중, 마음이 편안해지고 경쾌함을 느낄 때가 있는데, 이것이 '러너스 하이' 상태이다.

옥시토신은 인간관계가 친근하다고 느낄 때 분비된다. 옥시토신은 사랑할 때도 분비되므로 '사랑 호르몬'이라는 별명도 있다. 함께 운동하고 대회에 같이 참가하면서 동호회 멤버들과 친해지게 된다. 동호회의 친근한 관계 속에서 옥시토신이 분비된다.

철인3종은 함께 리드미컬한 운동을 하면서 '4대 행복 호르몬'이 분비된다. 행복은 오래 지속되는 감정이 아니다. 가장 행복한 사람은 한 번의 큰 행복감이 아닌 작은 행복을 자주 그리고 끊임없이 느낀다. 철인3종을 하는 과정에서 생기는 4대 행복 호르몬 이외에 길러진 지구력과 정신력으로 긍정적이고 적극적으로 살아내야 한다. 사소한 것에도 행복을 느낄 수 있도록 긍정적으로, 그리고 끊임없이 사소한 행복을 느낄 수 있도록 적극적으로 사는 철인이 되는 것이다.

철인3종, 후반부가 강해야 제대로 즐긴다

유산소 운동은 단거리가 아닌 장거리를 지구력 있게 끝까지 해 낼 수 있어야 한다. 그래서 마라톤, 수영, 철인3종 등 유산소 운동의 대회는 후반이 강해야 대회 전체를 즐길 수 있다. 전반에 속도를 조절하지 못해 오버페이스하면 완주는커녕 그냥 낙오할 수도 있다.

마라톤부터 보자. 마라톤은 후반부가 좋으면 인생 반전과 같은 매력을 느낀다. 케냐 마라톤 선수 켈빈 킵툼은 2023년 10월 8일 시카고 마라톤 대회에서 2시간 35초를 기록하여 마라톤 세계 신기록을 깼다. 그는 풀코스의 하프 지점을 1시간 48초에 통과했다. 하프 통과 시간을 두 배로 늘려 계산하면 풀코스 기록이 된다고 했을 때 2시간 1분 36초가 된다. 하지만 후반이 강한 킵툼은 후반부를 59분 47초에 달렸다. 그는 전반부보다 1분 1초 더 빨리 달리면서 후반부에 더욱 집중하여 세계기록을 경신했다.

나는 그의 마라톤 장면을 보는 내내 한 편의 명작영화를 보는 느낌이었다. 2시간이라는 긴 시간을 달리면서 킵툼은 시나리오 없는 드라마를 쓰고 있었다. 그러면서 그는 후반부에 멋진 반전을 만들어내며 관객들을 감동의 도가니에 몰아넣었다.

나도 후반부를 더 빠르게 달리는 경험을 해보았다. 2023년 10월 서울 레이스 하프 마라톤 대회에서였다. 첫 10km 평균 페이스를 4분 44초로 달렸다. 남은 11.1km는 평균 페이스 4분 34초로 달려서 하프 전체의 평균 페이스는 4분 39초를 기록했다. 하프 대회라 해도 후반부로 갈수록 힘이 들어 호흡이 거칠어지는 선수들이 있다. 나는 에너지 분배에 신경 썼다. 전반부에 모두 쓰지 않고, 후반부까지 배분해가면서 달렸다. 후반부에서 앞서가던 선수들을 한 명씩 제치는 재미가 쏠쏠했다.

이젠 수영으로 넘어가 보자.

자유형 800m 세계기록 보유자인 케이티 러데키가 리우 올림픽에서 세계기록 경신할 때의 이야기이다. 케이티는 스타트한 첫 100m를 제외한 초반 300m의 100m 평균 페이스는 61.3초였다. 후반 400m의 100m 평균 페이스는 60.7초. 후반에 속도가 더 빨랐다.

장거리 대회에서 후반에 강한 선수들을 보면 대단하다는 걸 넘어 경이롭기까지 하다. 철인3종은 특히 후반이 더 강해야 한다. 철인3종은 수영, 사이클, 달리기를 연속적으로 해야 한다.

그리고 야외에서 대회를 치르다 보니 가로막는 변수도 많다. 코스가 가장 긴 킹코스 철인대회는 수영 3.8km, 사이클 180.2km, 달리기 42.2km를 이어서 하므로 힘의 안배가 무엇보다 중요하고 후반에서도 힘을 충분히 발휘할 수 있어야 한다.

수영 3.8km에 혼신을 다 쏟아붓는 선수는 별로 없다. 하지만 사이클 180.2km에 힘을 다 쏟아부어서 달리기에서 다리 경련 등으로 대회를 포기하는 경우도 있다.

대회 전반부에 여유를 가지면 마음이 편안해지고 자연적으로 즐길 수 있다. 후반부에는 남은 에너지와 컨디션에 따라서 대회를 더욱 주도적으로 끌고 갈 수가 있다.

그럼 후반부를 위해 무조건 전반부를 천천히 해야만 하는 것일까? 전반부를 지나치게 천천히 한다면 대회답지 못하고 성취감 또한 반감될 것이다. 발휘할 수 있는 실력의 80%~90%를 수영과 사이클에 사용하고, 달리기에 남은 실력과 에너지를 모두 쏟아부어야 한다. 최대한 즐길 수 있는 수준에서 대회에 임하고 긴장감은 놓지 말아야 할 것이다.

철인3종 성공 위한 네 가지 요건

"포기하는 순간 핑곗거리를 찾고, 할 수 있다고 생각하는 순간에 방법을 찾는다."

흔히 성공을 위한 요건으로 '간절함, 노력, 끈기, 인내' 네 개를 많이 언급하는 것 같다. 체중 감량과 철인3종 경기를 완주하기 위해서도 이 네 박자가 필요할까? 그렇다. 분명 필요하다.

나는 18kg 감량을 '간절하게' 원했고, 그렇게 하기를 결심했다. 다이어트 습관이 몸에 배도록 2개월을 '노력'하니 3개월째부터 18개월까지 체중 감량을 쉽게 이어갔다. 18개월이라는 시간이 흘러가는 동안 '끈기'는 저절로 길러졌다. 끈기만 있으면 특별한 인내도 없이 18kg 감량을 할 수 있었다. 너무 쉽게 다이어트에 성공하니 뭐든지 쉽게 해낼 수 있겠다는 자신감이 생겼다.

18kg 감량을 '간절함'과 '노력'과 '끈기'로 완성하고, 철인3종에 입문하면서 간절함, 노력, 끈기, 인내 네 박자를 다시 생각한다.

'철인'이 되기를 간절히 원해서 입문 후 3개월은 노력했다. 끈기로 훈련을 지속하니 실력이 늘었다. 철인3종 첫 경기에 참가해 끈기와 인내로 피니시 라인을 뚫고 들어오니 안도감과 성취감으로 눈물을 흘렸다. 사실 간절함과 약간의 노력과 끈기만 있으면 다이어트를 완성할 수 있는 반면, 철인3종은 간절함, 노력, 끈기, 인내 네 박자가 어우러져야 '진정한 철인'이 될 수 있다.

수영 3.8km는 준비 과정에서 많은 '노력'이 필요하다가 어느 단계에 진입하면 노력이 필요 없는 종목이기도 하다. 대회를 위해 수영 훈련을 하는 사람은 500m 벽을 먼저 넘어야 하고, 그다음 1.9km 벽도 뚫어야 하며, 마지막 3.8km에 도달할 수 있어야 한다. 그 이후부터는 실력이 점점 가속도가 붙어서 10km 수영까지도 할 수 있게 된다.

사이클 180.2km는 '끈기'가 있어야 한다. 처음 넘어야 할 벽인 90km를 탈 수 있는 체력과 정신력이 기본이 되어야 한다. 그 이후부터는 지구력을 가지고 끝까지 밀고 나가는 끈기가 필수이다.

달리기 42.195km는 풀코스 마라톤 단일 종목 만큼의 '인내'가 필요하다. 사이클을 하고 난 뒤 달리기 모드로 전환되기까지 인내해야 한다. 하지만 가장 이상적인 것은 인내하는 시간을 없게 해야 한다. 자아와의 소통을 통해 인내하는 시간을 끈기로 바꾸는 것이 가장 좋다. 인내를 명상하는 시간으로 바꾸거나, 인내를 자아와 대화를 하면서 마음을 편하게 만들어서 지구력으로 밀면 된다. 그 지구력이 인내하는 고통을 덮어버린다면 더 이상 고통은 괴로운 고통이 아닌 또 하나의 조용한 멜로디가 된다.

사람이 극단적인 선택을 하는 이유는 오랫동안 인내를 해왔고 더 이상 인내하지 못하는 지경까지 왔기 때문이다. 인내만 계속한 채 풀어주지 못하면 언젠가는 막다른 길로 갈 수 있음을 경계해야 한다. 자아와의 소통으로 인내하는 시간을 최소화하거나 아예 인내라는 단어를 잊어버리자. 기록 경신을 위해 가슴과 근육이 터지도록 달릴 때는 자아와 소통하기 힘들고 일방적으로 자아에게 인내만을 강요하기에 또 다른 장애 요인이 발생하면 쉽게 포기한다. 따라서 자신이 소화할 수 있는 속도를 대회 전 준비 하는 동안 정해 두어야 하고, 대회에서는 그 속도로 자아와 소통을 하면서 인내하는 시간을 없앨 수 있도록 하는 것이 좋겠다.

수영 3.8km와 사이클 180.2km를 한 다음 마지막에 하는 42.2km 달리기는 앞의 두 종목에서 힘을 잘 안배해야 한다. 수영에서 최소의 힘만 쓰고, 사이클에서도 경제속도로 달려야 마지막 마라톤에서 힘을 제대로 쓸 수 있다. 철인3종 완주는 간절함, 노력, 끈기, 인내 네 박자에서 배양되는 강한 정신력을 가지게 한다. 우리가 살아가는데, 이 강한 정신력이 있으면 안 될 것이 별로 없을 것 같다. 물론 안 될 때는 또다시 간절함, 노력, 끈기, 인내 네 박자로 일으켜 세우면 된다. 절대 포기하지 않는 정신력이 철인3종을 하면서 길러지는 덕목이 아닐까 싶다.

철인3종 대회는 기록보다는 즐기는 대회가 되어야 한다. 즐기다 보면 실력과 지구력은 반드시 늘게 된다. 나는 지구력이라는 단어를 무척 좋아한다. 지구력은 인내를 적게 하고도, 꾸준하게 하는 힘이다. 지구력으로 꾸준하게 할 수 있는 사람은 정신력도 강한 사람이 되기 때문이다. 스스로 원해 비싼 비용을 지불하고 참가한 대회가 기록을 위해서 악을 쓸 거까지는 없지 않겠는가! 대회를 즐기다 보면 기록이 좋아지고 긍정적인 사람이 되고, 그러면 이전보다 훨씬 낙천적이고 정신적으로 여유롭게 된다.

영화 〈나이애드의 다섯 번째 파도〉는 철인 정신이 무엇인가를 보여준다. 철인대회는 아니지만, 177km 장거리 수영을 하며 맞닥뜨린 위험을 극복하고 끝까지 해내는 감동 스토리를 담고 있다.

주인공 나이애드는 64세의 나이에 쿠바 하바나에서 미국 플로리다까지 다섯 번 만에 횡단 수영을 성공한다. 28세에 첫 번째 실패, 62세에 두 번째 실패, 63세에 세 번째 및 네 번째 실패, 64세에 대륙 횡단에 성공하면서 이렇게 말한다.

"절대 포기하지 마라. 꿈을 좇기에 늦은 나이는 없다."

철인이 되기 위해서 나이 따윈 중요하지 않다. 포기하지 않고 끝까지 하면 누구나 철인이 될 수 있다. 내가 몸담은 철인 동호회의 회원 중에 70세의 고령에도 2023년 구례 아이언맨 킹코스 대회를 완주하신 분도 계신다. 나이애드 만큼 고통은 아닐지라도 여러 돌발적인 위험 요소를 이겨내고 순수 자신의 힘으로 완주하신 것에 경의를 표한다.

나이애드가 4전5기 할 때 177km를 52시간 54분 동안 수영했다. 100m를 1분 48초라는 속도로 약 53시간 동안 꾸준히 수영했으니 얼마나 자신과 소통을 질하고 또 인내했을끼 상상이 되지 않는다. 우리가 철인이 되고 나서도 나이애드의 철인 정신으로 일상생활을 살아가면 못 이룰 꿈이 어디 있겠는가!

건강하게 운동하려면 몸부터 만들라!

"강한 자가 살아남는 게 아니라 살아남은 자가 강하다."

나는 이 말을 이렇게 바꾸고 싶다.

"운동 잘하는 자가 살아남는 것이 아니라 체중을 감량해서 살아남은 자가 운동을 잘한다."

그렇다. 나이에 상관없이 무조건 운동에 덤빈다고 운동을 잘할 수 있는 건 아니다. 몸을 먼저 운동할 수 있도록 만들어야 한다. 그래야 운동을 잘할 수 있을 테고, 운동하면 건강해질 수 있다.

나는 수영, 사이클, 마라톤을 하는데, 가장 소중히 여기는 신체 부위가 무릎이다. 내가 철인3종을 취미로 갖게 된 계기도 무릎 통증이 사라지면서부터이다. 무릎이 아파서 식단, 걷기, 수영으로 체중을 감량했고, 몸이 가벼우니 무릎 통증이 자연 치유가 되었다. 체중 감량 후 사이클과 달리기를 추가하여 철인3종을 하니 위궤양도 사라졌다. 무릎이 다시 아프면 나는 움직이지 못하고 죽을 것만 같을 것이다. 살이 다시 쪄서 무릎이 아픈 모습을 상상조차 하기 싫다. 나는 가끔 족발을 먹는데, 많이 움직여도 아프지 않게 해준 무릎에 대한 고마움의 표시이고 보상이다.

나의 다이어트 성공은 주변의 많은 사람에게 '선한 영향력'을 발휘한다. 내가 철인3종에 입문했다는 얘기를 들은 친형이 가장 먼저 동기부여 받고 달리기를 시작했다. 소소한 용품을 나눠주고 근육 이완 스트레칭법을 가르쳐줬는데, 형은 2023년 4월 '여명 808 국제 마라톤'에서 3시간 54분의 기록으로 서브4시간 이내 완주를 해내는 마라톤 마니아가 됐다.

직장 후배도 빼놓을 수 없다. 내가 18kg 감량에 성공하고 철인3종을 하는 걸 가까이서 지켜본 터라 그는 자연스럽게 나를 따라 다이어트를 시작해 24개월 동안 14kg 감량에 성공했다. 나는 그에게 식단과 운동 다이어트 요령을 알려주었는데, 그는 자기식 식단과 운동법을 찾아 열심히 하고 있다. 고질병인 중증 지방간이 사라지고 뱃살도 빠져 보기 좋은 몸매로 변했다. 몸도 치유하고 날씬한 체형의 소유자가 된 그는 이제 달리기를 할 참이다.

딸 절친 학부모도 내게 선한 영향력을 받아 달리기로 새 세상을 열어가고 있다. 송년회에서 만난 그 학부모는 내 다이어트 예찬에 감복해 일주일에 한 번씩 함께 달린다. 비 오는 날의 '우중런'과 눈 오는 날의 '설중런'까지 해가며 한 주도 빠지지 않고 있고, 이젠 마라톤 풀코스까지 완주했다. 보폭을 줄이고 착지 자세를 보완해 장경인대와 골반 통증을 없앴고, 고지혈증도 경계에서 정상으로 복귀하였다. 그들은 나의 동기부여와 코칭에 고마워하며 나를 "백쌤"이라 부른다. 모든 의미가 담겨 있는 호칭이다.

회사 동료도 내 선한 영향력으로 마라톤을 시작하여 풀코스 서브 330 기록을 눈앞에 두고 있다. 57세라는 적지 않은 나이인데도 그는 마라톤을 시작했다. 내가 직접 마라톤을 권유하지는 않았지만, 그는 철인3종을 하는 내 모습이 부러워 시작했다고 한다. 달리기의 기본자세 등을 알려 드렸더니 스폰지처럼 받아들였다.

철인 동호회 회원도 내게 동기부여를 받고 실력이 급성장하고 있다. 나는 애초 '도싸 철인' 동호회의 준회원으로 활동했다. 초반에는 훈련도 같이하고, 1년에 1~2개 대회에 함께 참가하였다. 그러다 집에서 멀어 함께 훈련하는 게 시간적으로 부담이 되어 점점 참가하지 않게 되었고, 준회원의 신분으로 대회 참가하는 것도 정회원의 정원이 차게 되면 함께 참가하지 못하는 불편함이 있었다. 그래서 집 근처에서 훈련하는 '강서 철인' 동호회로 옮겨 2022년 하반기부터 매주 주말 훈련에 참여하고 있다.

내가 가입한 지 얼마 되지 않아서 근육질 몸매의 그가 가입했다. 철인에 갓 입문한 새내기였다. 워낙 운동을 좋아하는 데다가 체력과 정신력이 좋아서 금방 실력이 늘었다. 나는 달리기와 수영의 기초를 다질 수 있도록 많이 알려 주었다. 나를 멘토라 생각해주니 알고 있는 것들을 더 알려 주려고 했다. 내가 전수한 페이스 조절, 펀런, 명상런을 모두 적용하여 마라톤 서브330을 완성3시간 25분 52초했다.

우리의 삶은 늘 오르막과 내리막이 함께 한다. 민물과 같이 평탄한 일상은 나를 나약하고 지루하게 만든다. 파도와 같이 역동적으로 몸을 움직일 때 잡념이 사라지며, 마음이 평온해지고, 우리의 삶은 건강해진다.

세로토닌 전문가인 이시형 박사는 행복감을 느끼게 하는 도파민은 3일간 유효하다고 한다. 도파민이 원활하게 분비되는 건 우리가 어떤 새로운 일에 도전할 때 그 과정에서 발생하는 신체적 현상이다. 즉 자기가 좋아하는 환경에 접할 때 도파민이 분비된다. 좋아하는 일을 달성했을 때 생기는 성취감과 흥분되는 감정이 그리 오래 지속되는 것이 아니기 때문에 계속 새로운 것에 도전하게 되는 것이다. 도전하면서 생기는 생동감이야말로 우리가 일상생활에서 얻게 되는 에너지의 원천이자 가장 큰 축복이다.

바다에 파도가 쳐야 부유물이 적고 물고기들이 활발하게 움직인다. 움직이지 않고 고요한 물은 쉽게 썩고 살찐 물고기가 죽은 채로 떠오르기도 한다.

음악과 미술을 융합한 예술가 파울 클레는 "예술이란 눈에 보이는 것의 재현이 아니라 보이지 않는 것을 보이게 하는 것"이라고 한다.

"운동이란 눈에 보이는 것을 남들처럼 따라 재현하는 것이 아니라 보이지 않는 즐거움을 깨달아 갈 때 비로소 그 운동을 보게 되는 것"이다.

나는 내년에도 내후년에도 운동을 계속할 것이다. 더 재미난 운동을 늘려나가고 싶다. 그리고 즐기면서 운동할 것이다. 기록 경신보다는 대회 완주를 목표로 잡고 자연을 더 즐기고 싶다. 완주로 생긴 성취감은 성취감이라는 통로를 통해서 무한한 즐거움과 은은한 추억을 가져다준다. 또 건강해야만 자기 자신을 질병에서 구할 수 있으며, 새로운 것에 도전할 수 있다.

다이어트 달력

When	kg	다이어트 내용/운동기록
목표 __ 개월		20 년 월 ~ 20 년 월
년 월		
년 월		
년 월		
년 월		
년 월		
년 월		
년 월		
년 월		
년 월		
년 월		
년 월		
년 월		
년 월		

When	kg	다이어트 내용/운동기록
년 월		
년 월		
년 월		
년 월		
년 월		
년 월		
년 월		
년 월		
년 월		
년 월		
년 월		
년 월		
년 월		
년 월		
년 월